江苏省高等学校重点教材（编号：2021-2-199）

智慧健康养老系列教材

老年介护实务操作教程

主　编　姜　燕　周　飞
副主编　朱　佩　柯赟洁　何　娅
编　委　奚涛立　常州纺织服装职业技术学院
　　　　郭　亮　南京颐瑞健康产业发展有限公司
　　　　谢伟斌　常州市第三人民医院
　　　　孙志琴　常州市第二人民医院
　　　　丁彩艳　常州市第二人民医院
　　　　徐海炳　常州市三六九养老服务有限公司
　　　　蒋　春　常州天福聚家养老服务中心
　　　　吉子环　陕西安康职业技术学院
　　　　付　健　天津城市职业学院
　　　　耿玉蕾　哈尔滨职业技术学院
　　　　李　培　徐州幼儿师范高等专科学校
　　　　王　港　江苏经贸职业技术学院
　　　　向钇樾　重庆城市管理职业学院
插　画　应志红　常州纺织服装职业技术学院

南京大学出版社

图书在版编目(CIP)数据

老年介护实务操作教程 / 姜燕，周飞主编. -- 南京：
南京大学出版社，2023.1
ISBN 978 - 7 - 305 - 26240 - 1

Ⅰ. ①老… Ⅱ. ①姜… ②周… Ⅲ. ①老年人－护理
学－教材 Ⅳ. ①R473

中国版本图书馆 CIP 数据核字(2022)第 211724 号

出版发行　南京大学出版社
社　　址　南京市汉口路 22 号　　　　　邮　编　210093
出 版 人　金鑫荣
书　　名 **老年介护实务操作教程**
主　　编　姜　燕　周　飞
责任编辑　尤　佳　　　　　　　　编辑热线　025 - 83592315

照　　排　南京南琳图文制作有限公司
印　　刷　徐州绪权印刷有限公司
开　　本　787×1092　1/16　印张 12.5　字数 304 千
版　　次　2023 年 1 月第 1 版　　2023 年 1 月第 1 次印刷
ISBN 978 - 7 - 305 - 26240 - 1
定　　价　49.00 元

网址：http://www.njupco.com
官方微博：http://weibo.com/njupco
官方微信号：njupress
销售咨询热线：(025) 83594756

前　言

　　《老年介护实务操作教程》一书响应国家加快建设社会养老服务体系、发展养老服务产业、培养养老服务专业人才的战略要求，依据教育部颁布《职业教育专业简介(2022年)》的智慧健康养老服务与管理专业能力要求，主动对接养老服务领域新技术、新业态、新标准，突出职业特色，强调实际操作能力培养，强化职业态度和职业素养培育。本书获得2021年度江苏省高等学校重点教材立项，是"常州市首批社区教育科研基地"阶段性成果。

　　本书编写团队是一支由长期从事智慧健康养老服务与管理的校内专任教师、养老服务行业企业精英、医院专家组成的有丰富教学经验和企业实践经验的综合编写团队，团队荣获"江苏省青蓝工程优秀教学团队"称号。参与编写的老师均为有多年授课经验的老年介护课程专业教师，以及具有丰富实践经验的养老机构管理者和医院专家。教材遵循国际标准本土化进行编写，确保书中内容的先进性、典型性、实用性、可操作性和可复制性。

　　全书由七个项目构成，主要内容为：项目一老年介护实务操作导论；项目二移动移乘介护实务；项目三清洁介护实务；项目四饮食介护实务；项目五排泄介护实务；项目六睡眠介护实务；项目七认知症介护。每个项目的选择都经过反复研讨和论证，尊重学生认知规律、工作过程和职业成长的渐进性，并与职业标准相衔接。本教材有利于高职院校智慧健康养老服务与管理专业师生开展学习，也适合养老机构选用开展培训活动。

　　本教材具有以下特色：

　　准确定位。本书以最新国家职业技能标准和行业标准为依据，以国外先进技术和标准为参考，对接实际岗位需求，以养老服务职业活动为主线，以典型养老工作任务项目为载体,通过理论与实践的有机结合来组织教学。其目的是把学习者融入任务情境中,积极进行探索与发现,自主进行知识整合与建构。

对标岗位。本书遵循"以就业为导向,以能力为本位,以发展为核心"的职业教育理念,以养老服务行业的真实岗位需求为教学内容,采取线上与线下相结合的一体化教学手段,较好地实现了教学环境与实际工作环境相融合、学习纪律要求与养老企业管理制度相融合、学生角色与养老机构员工身份相融合。

课证融合。本书充分考虑学生考取养老相关职业资格证书、岗位证书的需求,将国家职业技能的相关标准和要求融入教材中,教材内容和实训项目的选取涵盖相关考试内容,做到课证融合。

数字教材。书中设有自主学习二维码,建设有与教学要求匹配、与岗位需求对接、与职业证书接轨的立体化资源,将移动互联、线上课程、慕课等教学技术、学习方式融入教材建设中,开发建设数字化教材。

本教材在学习内容、学习方式等方面做了一些积极有益探索,但由于编者水平局有限,还存在一些不当之处,我们诚恳同行专家和广大读者批评指正。

《老年介护实务操作教程》编写组

2022 年 11 月

目 录

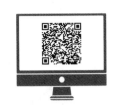

项目一
老年介护实务操作导论

第七次人口普查显示,2020年我国60岁及以上的老年人口总量为2.64亿人,占总人口的18.7%。我国老年人口规模大,老龄化速度快,老年人需求结构正在从生存型向发展型转变,老龄事业和养老服务还存在发展不平衡、不充分等问题,主要体现在农村养老服务水平不高、居家社区养老和优质普惠服务供给不足、专业人才,特别是护理人员短缺、科技创新和产品支撑有待加强、事业产业协同发展尚需提升等方面,建设与人口老龄化进程相适应的老龄事业和养老服务体系的重要性和紧迫性日益凸显,任务更加艰巨繁重。

"十四五"时期,党中央把积极应对人口老龄化上升为国家战略,在《中华人民共和国国民经济和社会发展第十四个五年规划和2035年远景目标纲要》中做了专门部署,尤其要求加强人才队伍建设,拓宽人才培养途径,鼓励高校自主培养积极应对人口老龄化相关领域的高水平人才,加大新技术新应用新业态的引才用人力度,为智慧健康养老、老龄科研、适老化产品研发制造等领域培养引进和储备专业人才。

 知识目标

(1) 了解老年人生理和心理变化;
(2) 了解"生活康复"的概念;
(3) 理解老年介护的基本原则;
(4) 了解介护的三大原则。

 能力目标

(1) 能够正确使用医疗结局研究简表进行评估;
(2) 能够正确使用Barthel指数量表和功能活动问卷FAQ量表评估老年人ADL能力;
(3) 能够正确使用老年抑郁量表和焦虑量表评估老年人精神情况。

素质目标

(1) 具有爱心、耐心、细心的工作态度；
(2) 具有团队协作的工作意识；
(3) 具有良好的沟通能力。

任务一　认识老年介护

2022年,国家卫健委、教育部等十五部门联合印发《"十四五"健康老龄化规划》指出,我国是世界上老年人口规模最大的,也是世界上老龄化速度最快的国家之一。"十四五"时期,我国人口老龄化程度将进一步加深,60岁及以上人口占总人口比例将超过20%,进入中度老龄化社会。老年人健康状况不容乐观,增龄伴随的认知、运动、感官功能下降以及营养、心理等健康问题日益突出,78%以上的老年人至少患有一种以上慢性病,失能老年人数量将持续增加。"十四五"期间要提高全人群、全生命周期健康水平,满足老年人对健康的基本需求、兼顾多层次和多样化需求。

作为奋斗在一线的养老服务人员,需要在深入了解老年人生理心理特征基础上,提高老年人居家医疗以及失能老年人照护服务能力,推动老年人健康服务高质量发展。

一、老化的影响

(一) 生理层面

1. 呼吸功能

老化使呼吸器官(肺、气管、支气管等)失去弹性,肺活量及换气量减少,呼吸效率降低。吞咽功能退化,日常饮食时食物容易误进入气管引起肺炎。需要注意是否有呼吸困难咳嗽等呼吸状态及误咽的症状。

2. 循环器官功能

心脏会出现心肌细胞减少及心肌纤维化、组织硬化等,引起收缩功能下降。血管失去弹性,动脉硬化导致血管壁阻力增大,引发高血压心律不齐。这些变化使老人在上下台阶等轻微运动时也会出现呼吸急促或心悸等症状。

3. 消化吸收功能

老年人由于舌肌、咀嚼肌、面肌的收缩力下降造成咀嚼功能和吞咽功能下降,容易引起误咽。另外,胃及肠黏膜萎缩、消化液分泌减少易导致消化不良。肠道蠕动下降容易导致便秘,甚至有肠梗阻的危险。介护服务时应注意观察食物摄入量和排泄情况。

4. 泌尿器官功能

(1) 肾脏

肾脏有将代谢产物过滤后排出体外的作用及保持体内一定量的水分和电解质的作用。老化带来肾功能下降,导致尿量减少,代谢产物排出减少。介护服务时应注意及时补充水分,防止出现脱水。

（2）膀胱

老化带来膀胱萎缩,膀胱容量减少,容易出现尿失禁。膀胱的弹性降低,容易出现残尿和尿频的现象,因此老年人往往会控制饮水量。同时随着增龄,含水量高的肌肉量减少,不容易感到口渴。介护服务时要注意尿量的减少（量和次数）,同时注意补充水分。特别是女性由于骨盆底肌肉和膀胱括约肌功能下降更容易出现尿失禁。

5. 内分泌功能

内分泌对内外环境变化做出敏感反应以保持稳定性,在维持生命及调节生命活动上起着重要的作用。特别是维持生命的肾上腺皮质激素和甲状腺激素等的分泌能力一般不会随着增龄出现很大变化。

6. 感觉功能

（1）视觉功能

视觉器官发生的衰退性变化,主要表现为睫状肌功能减退和晶状体的调节能力下降,造成老视,需戴老花镜加以矫正。增龄导致晶状体老化浑浊,引发老年性白内障,白内障是老年人最常见的眼部病变。另外,老年黄斑变性和青光眼发生率也相对比较高,都会对视力造成明显影响。如果有全身性的疾病,比如说高血压、糖尿病,也会导致眼底的糖尿病视网膜病变,或者是高血压造成的视网膜动脉的硬化、视网膜血管的阻塞等。

老年人光的感受性降低,暗适应的能力下降。对颜色辨别能力也较青年人低 $25\%\sim40\%$,对蓝、绿色的鉴别能力下降得更明显。深度视觉减退,判断物体远近和深浅的能力下降。

介护服务时可以选择大号字体的读本,增加阅读时光线亮度。房间布置使用明亮色彩,地面选择铺设地毯或不发亮的地板。

（2）听觉功能

据调查,约有半数以上的老年人有不同程度的听觉障碍,一般对高频听力丧失较多。

视听觉的减退,可直接影响老年人的活动范围,使之逐渐局限于家庭的小天地中,与外界交往减少,容易产生孤独、抑郁、焦虑和多疑等不良心理反应,从而影响心理健康。当视听功能严重降低时,还容易产生否认心理,从而出现猜忌、怀疑,甚至人格的偏执现象。听力受损的老人得认知症的比例明显高于听力正常的老人。

老年听觉障碍具有以下特点：

只闻其声、不懂其意。这是老年听觉障碍最大的特点,老人能听到声音,知道有人在说话,但是对语言的理解能力不好,会听不明白,所以他会要求你说第二遍、第三遍,还会总打岔,严重影响与他人的交流。

声音小听不见,声音大又嫌吵。听力受损的老人对声音的耐受阈值会发生变化,与正常人有很大的不同。声音小了达不到阈值,会听不见;声音大了超过耐受阈值,会觉得很吵。

对个别声音过敏。一些声音我们听感觉还好,但对老人来说,会觉得难受,所以他们往往喜欢较为安静的环境。

（3）皮肤感觉

老年皮肤突出的特征是萎缩、敏感、增生。老年人皮肤变软变薄,容易破损出血形成紫癜（出血斑点）。老人皮肤特别容易发痒,表现为皮肤干燥脱屑并伴有瘙痒,除因皮肤干燥外,也是皮肤敏感的结果。老年带状疱疹的疼痛程度比中青年患者严重而且时间更长,带状疱疹后遗神经痛的发生率也高于年轻患者。

在介护服务中要注意预防压疮。秋冬季节避免使用香皂等碱性洗浴产品,水温不宜过热。洗浴后建议老人使用润肤露加强皮肤保湿,贴身衣物选择纯棉材质。

(4)其他感觉功能的变化

味觉感受器的数量随增龄而减少,75岁的老年人比30岁青年人约少1/3,故老年人味觉迟钝,感到食之无味,饭菜容易偏咸。老年人的嗅觉也会减退,对香甜可口的食品不能感觉其香,做饭时有煳味也不能闻到。味觉和嗅觉功能的减退,会直接影响老年人的食欲和食物的消化吸收。

7. 运动功能

(1)肌肉的变化

随着增龄,肌肉萎缩加剧,无法使出与肌肉量成正比的力量,需要通过适度的身体运动,维持和提高肌肉的功能。

(2)骨骼的变化

而随着年龄增加,骨强度下降,骨脆性增加,导致骨质疏松症,从而容易发生骨折。骨折是降低老年人生活质量(Quality of Life,QOL)的重要因素,需要特别注意预防。另外,随着椎骨发生的变化还有包括容易有腰痛、下肢痛麻痹等症状。

(3)关节的变化

常见的老年退行性关节疾病是关节炎。研究显示骨关节炎的病理和关节软骨异常有很大的关系。关节软骨十分关键,能够减少骨骼摩擦,减缓运动过程中带来的冲击力。常规状态下,关节软骨的增殖能力低下,甚至几乎没有增殖能力。但当软骨细胞损伤后,为了修复患处,软骨细胞会重新恢复增殖状态。而在此状态下,软骨细胞更容易出现衰老,也就可能会导致骨关节炎的产生和发展。

随着年龄的增长,骨骼的强度和肌肉力量出现了一定程度的减弱。为了维持关节的稳定性,身体会在关节处生成突出,以此来稳定关节。通过增加接触面积,加大摩擦,以此增加关节的稳定性,导致骨质增生。因此骨质增生本质上并不是疾病,而是一种退行性病变,是身体"代偿性修复"的一种表现。

在移乘和移动介护服务时要注意防止老年人失去平衡而跌倒,同时介护服务中要根据老年人肢体情况,避免拖拉拽等粗暴服务,预防受伤。

8. 生殖功能

成熟期以后生殖功能逐渐减退,男性由于前列腺肥大引发排尿障碍(残尿、尿频),女性则因骨盆底肌肉群变弱容易出现排尿障碍,有些女性闭经后骨质疏松症会加剧。

虽然老年人的生殖功能减退,但是和年轻人一样也会对异性产生感情,需要认识到性是人际关系的基本要素,需要正确对待。

(二)心理层面

1. 智力变化

智力的构成区分为流体智力和晶体智力两大类。晶体智力是指在实践中以习得的经验为基础的认知能力,如新技能、语言文字能力、判断力、联想力等。流体智力是一种以生理为基础的认知能力,如知觉、记忆、运算速度、推理能力等。流体智力随年龄的老化而减退,晶体智力则并不随年龄的老化而减退(见图1-1)。即使老年人记忆力下降,只要肯花时间,学习能力还可以保持,应结合这种特点开展介护工作。

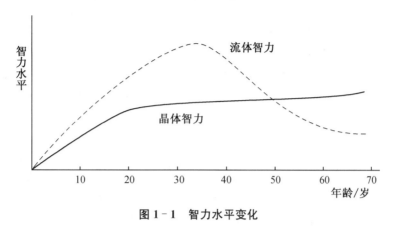

图1-1 智力水平变化

2. 情感变化

老年人由于身体衰老,活动力和决断能力下降,加上社会、家庭、文化等因素的影响,对生活的兴趣、精神刺激的耐受能力下降,容易产生抑郁、疑惑、急躁、自卑、沮丧等心理。介护服务时应指导老年人尽可能保持必要的社会交往,积极参加社交活动,帮助老年人建立融洽的沟通交流关系,提高自信心。

3. 人格变化

随着年龄增长,老年人性格由外向向内向转变,表现为越来越以自我为中心、自我欣赏、兴趣狭窄、社交退缩、小心谨慎、力求稳妥保险。往往比较顽固执拗,喜欢坚持自己的观点和习惯,不赞成别人的意见和看法,对一切变化和新鲜事物都深感不安,甚至部分老年人对于家具摆放的位置都不能随意挪动。他们喜欢回忆往事,在回忆中产生满足和悔恨;对于看不惯的人和事,往往唠叨不休,喜欢指手画脚,做权威性的指挥;特别注意自己的健康,往往草木皆兵,怀疑自己患有疾病等。

介护服务时首先要理解老年人的心理变化,针对其特点进行引导,避免强硬对抗。引导老年人回顾人生闪光点,肯定老人对家庭和社会做出的贡献,在鼓励的同时疏导不良心理表现。

(三) 社会支持

社会学家林南在《社会支持、生活事件与抑郁》一书中,结合众多学者对"社会支持"的讨论,给出了较为综合的定义:社会支持是由社区、社会网络和亲密伙伴所提供的感知的和实际的工具性或表达性支持。国内外研究显示,社会支持与个体身心健康有显著的相关性。基于2015年CHARLS数据研究结果表明来自子女的精神支持和经济支持对老年健康有显著的正向效应,参加社会交往的老人,其自评健康和生活自理能力比不参加社会交往的老人更好。

对于空巢老人,社会支持可以降低老人孤独感,保护认知衰落。其中康乐体育活动、怡情类兴趣活动、社交类团体活动都对老人的身心健康和社会完好性有显著影响。社会参与数量越多,健康受益越多。

对于丧偶老人,一项基于 2018 年中国家庭追踪调查研究数据的研究表明,子女数量多、与邻里互动频率以及亲戚互动频率的提高会增加丧偶老人的精神健康水平。社会支持还可以调节虐待、独居等负性事件对于老人的消极影响,可以通过增强对这部分老人的社会支持来降低负性事件的影响,维护其健康。

社会支持效果的实现除了要有外界支持的存在,老年人自身的能动性和对社会支持的利用程度也十分重要,这也符合"健康老龄化""积极老龄化"的理念。老年人只有懂得运用并且主动运用社会支持,才能真正从中获益,进而增强抵抗负性事件的能力,更好维护"身心灵性"全人健康。

二、老年介护

"介护"一词最早来源于日本。作为发达国家,日本 1970 年后就步入老龄化社会,2022 年日本总务省发布的人口统计数据显示,目前日本 65 岁以上老年人口 3627 万人,老龄化率达到 29.1%,成为全球老龄化最严重的国家。为了应对老龄人口增加以及老年人照护需求的大幅提升,缓解家庭照护压力,日本政府早在 20 世纪 60 年代开始了老龄介护的相关讨论,并于 2000 年实施了面向老龄人口的介护保险制度。

根据日本介护保险制度的设计理念,日本介护保险是集医疗、保健、养老以及福利为一体的社会保障制度。它以法律形式强制规定年满 40 周岁的人必需缴纳介护保险费,国家和地方则给予一定财政支持。介护保险制度将对老年人的照料从以前的个人和家庭行为转变为一种社会保险互助行为,使得对老年人、残疾人的介护保障能力更强、服务更专业。

日本介护从广义上包括对老年人、残疾人的日常生活照料及对其进行的医疗、照护、康复等方面的援助,其理念旨在维护其人的尊严、唤起其对生存的信念,使其生活更加愉快。与"老年看护""老年护理"侧重在医疗层面,面对病人进行照顾不同,"老年介护"的理念内涵和实际内容不仅包含了对老年人、残疾人的照料,还包含饮食、洗浴、排泄、睡眠等方面的援助。日本用介护保险制度构建了社会保障新养老模式用来替代原有家庭养老模式,这为完善中国社会保障体系及解决严峻人口老龄化问题提供了一条可借鉴的道路。

2018 年国家民政部发布《老年人社会福利机构基本规范》(MZ008 - 2001),参照生活照料的角度,将老年人划分为自理老人、介助老人和介护老人。

自理老人(The Self-care Elderly)是指日常生活行为完全自理,不依赖他人护理的老年人。这类老人通常是指通过直接观察或者生活自理能力评估,属于"生活自理能力正常",日常生活无须他人照顾的老人。

介助老人(The Device-aided Elderly)是指日常生活行为依赖扶手、拐杖、轮椅和升降等设施帮助的老年人。介助老人相当于部分自理的老人,这类老人通过观察或生活自理能力评估,属于"生活自理能力轻度和(或)中度依赖",日常活动需要他人部分具体帮助或指导的老人。这类老人常借助扶手、拐杖、轮椅和升降设施等生活。

介护老人(The Nursing-cared Elderly)是指日常生活行为依赖他人护理的老年人。介护老人相当于完全不能自理的老人,这类老人通过观察或生活自理能力评估,属于"生活自理能力重度依赖",全部日常生活需要他人代为操持的老人。

三、ICF 中的障碍

(一) 什么是 ICF

在考虑需要介护的状态,即"障碍"问题时,不能单纯地将其理解为个人的身体或精神方面的问题。"障碍"这一概念,与当事人本人的生活方式和社会关系有着密不可分的关联。

WHO 于 1980 年推出"国际残损、残疾与残障分类"体系(International Classification of Impairments, Disabilities and Handicaps, ICIDH),它是从身体、个体和社会三个层次反映功能损害程度。随着卫生与保健事业的发展,以及国际残疾人活动的开展,人们对残损以及由此而发生的社会生活的变化有了新的认识,原有的残损、残疾和残障模式也越来越不能满足卫生与康复事业发展的需要,迫切需要建立新的理念模式与分类系统,以适应由于保健观念和对残疾认识发生的社会变化的需要。WHO 根据当前残疾分类发展的需要,从 1996 年始建立了新的残疾分类体系——"国际残损、活动和参与分类"(International Classification of Impairments, Activities and Participation),为了保持与《国际残损、失能和残障》的连续性简称为 ICIDH-2。

国际残损残疾残障分类(ICIDH)的理念,是从福利和康复的角度看待残障人士问题,这为"障碍"这一概念的变革起了推动作用。但也有人认为,这一概念还只停留在对"障碍"本身的关注。于是,2001 年召开的 WHO 大会以 ICIDH 修订版的形式,通过了《国际功能、残疾和健康分类》(International Classification of Functioning, Disability and Health, ICF)的决议,并在全球实施。ICF 分类系统提供了能统一和标准地反映所有与人体健康有关的功能和失能的功能状态分类,作为一个重要的健康指标,广泛用于卫生保健、预防、人口调查、保险、社会安全、劳动、教育、经济、社会政策和法律的制定等方面。

(二) ICF 的构成及其概念

1. 身心的功能、构造与残损

身心功能、构造:身心功能(body function)是指身体系统的生理或心理功能,身心构造(body structure)是指身体的解剖部分,如器官、肢体及其组成。身体的功能和身体的结构是两个不同但又平行的部分,它们各自的特征是不能相互取代的。例如眼结构组成视觉功能。身体除了指各个器官外,还包括各器官所具有的功能,如脑器官是身体的一部分,它所具有的意识功能(心理功能)也是身体的一部分。

残损(impairment):指身体解剖结构上的缺失或偏差,是在身体各系统功能和结构水平上评价肢体功能障碍的严重程度,指各种原因导致的身体结构、外形、器官或系统生理功能以及心理功能损害,仅限于器官、系统的功能障碍,不涉及组织、细胞、分子水平的残损,是病理情况在身体结构上的表现。残损可以是暂时的或永久的,可以是进行性发展或静止不变的,可以持续或间断性出现。对功能活动、生活和工作的速度、效率、质量可能有一定影响,会干扰个人正常生活活动,如进食、个人卫生、步行等,但仍能达到日常活动能力自理。残损比疾病或紊乱的范围更广泛,如截肢是身体结构的残损,并不是疾病,也不意味老人处在疾病或身体虚弱状态,残损者可以身体强健。

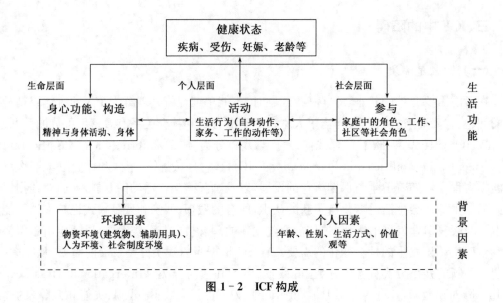

图 1 - 2 ICF 构成

2. 活动与活动受限

活动(activities):指个体从事的活动或任务。活动涉及的是与生活有关的所有个人活动,是种综合应用身体功能的能力。这些活动从简单到复杂(走路、进食或从事多项任务),不包括个人对完成活动的态度、潜力、能力。身体功能和基本活动可以在个体活动水平上体现出来,例如计划每日安排是一项个体水平上的活动。

活动受限(activity limitations):指按正常方式进行的日常活动能力丧失和工作能力的受限,是从个体或整体完成任务、进行活动的水平上评价功能障碍的严重程度。活动受限是建立在残损基础上,包括行为、交流、生活自理、运动、身体姿势和活动、技能活动和环境处理等方面的活动受限。活动受限可以是完成活动的量或活动的性质变化所致。辅助设备的使用和他人辅助可以解除活动受限,但不能消除残损。如老人进食困难可以通过吸管改变进食方式后完成进食活动。但并非所有残损都会引起活动受限,如一只眼球摘除或一只小指被截去的老人,从器官水平上看属于残损,但并未影响到他的日常生活。

3. 参与和参与局限

参与(participation):指与健康状态、身体功能和结构、活动及相关因素有关的个人生活经历;是与个人生活各方面功能有关的社会状况,包括社会对个人功能水平的反应,这种社会反应既可促进、也可以阻碍个体参与各种社会活动;是个人健康、素质及其所生存的外在因素之间复杂关系的体现。参与和活动的不同在于影响前者的相关因素是在社会水平,而影响后者的因素是在个体水平。参与需要解决个体如何在特定的健康和功能状况下去努力生存,环境因素是否妨碍或促进个体参与。

参与局限(participation restrictions):是从社会水平评价功能障碍的严重程度,指由于残损、活动受限或其他原因导致个体参与社会活动的受限,影响和限制个体在社会上的交往,导致工作、学习、社交不能独立进行。常见的参与局限包括定向识别(时、地、人)、身体自主、行动、就业、社会活动、经济自主受限。如脊髓损伤造成四肢瘫痪的患者,在生活完全不能自理的情况下,也完全丧失了工作和社交能力。此外,环境因素对同一个残损或活动受限的个体会有影响。例如某个个体可以在移动性方面表现为活动受限和参与局限,活动受限是由于其不能行走所致,参与局限是由于环境障碍物或无便通工具所致。所以,参与局限直接受社会环境影响,即使是个体无残损或活动受限也会如此,例如无症状的肝炎病毒携带者不存在残损或活动受限,但会受到社会的排斥或工作的限制。

4. 背景因素(contextual factors)

背景因素是指个体生活和生存的全部背景,特别是能影响功能和残疾结果的背景因素。包括环境因素和个人因素。

环境因素(environmental factors):指社会环境、自然环境、家庭及社会支持,它与身体功能和结构、活动、参与之间是相互作用的。

个人因素(personal factors):指个体生活和生存的特殊背景,如性别、年龄、生活方式、习惯、教育水平、社会背景、教养、行为方式、心理素质等。例如,个体在生活社会活动中悲观、失望,有明显的焦虑、抑郁,无继续生存的愿望及信心,那么就会直接影响活动与参与能力,直接影响健康状况。

由此可见,健康状态、生活功能以及背景因素之间是一种双向互动的统一体系。

(三)ICF 各构成成分之间的关系

ICF 将功能与残疾分类作为一种作用和变化的过程,提供多角度的方法。个体的功能状态是健康状况与情景性因素相互作用和彼此复杂的联系,干预了一个项目就可能产生一个或多个项目的改变。这种相互作用通常是双向的。

ICF 分类认为不同健康状态(身体和心理)的个体均无活动或者参与的限制,强调残疾人充分参与社会生活,人人平等。ICF 用活动替代残疾,用参与替代残障,注重背景因素的影响,为介护服务提供了新的视角和方向。

对于因年老、疾病和伤害等陷入需要介护状态的老人来说,障碍是一种无法回避的现实,并非所有的障碍都能够治愈或得到改善。当然,有治愈和改善可能性的,需要努力通过专门治疗来解决。但对于无法治疗的障碍,就需要有"和谐共处"和"接受现实"的信念,这意味着不应把目光盯在已经失去的功能上,重要的是考虑怎样利用现存的能力拓展老人想做的和能做的范畴,为他们能感受人生的价值提供支援,这才是老年介护服务的真正意义所在。

四、生活康复

需要介护服务的人是身心有障碍的人,这些人要求的是尊重个人的生活功能、承认生活功能的多样性,并结合每个人的生活功能提供相应的支援服务。在介护工作中需要融入康复的观点,使他们即使存在残障的问题仍然能够发挥现存的功能,度过符合"本人性格"的生活。

(一)生活康复的定义

说到"康复"这个词,第一印象似乎与医疗有很大的关系,比如需要制订康复训练计划,在专业康复专家的带领下,使用一些医疗器械,在一定的期限内实施以增加肌肉、柔韧性等为目标的机能训练。

狭义上的康复通常指恢复身心功能的训练。具体来说,就是以残障人士或者病愈后的患者为对象,运用物理治疗、作业治疗、语言治疗、心理治疗等技术,防止残障的加重及并发症的产生,帮助患者最大限度地利用现存功能,实现自己所期望的生活。这种行为称为医学康复,参与其中的包括医生、护士、物理治疗师、言语治疗师等。

那么相对以医疗手段为主的"功能康复","生活康复"指的是什么?"生活康复"是指把更衣、如厕、入浴等日常生活动作(ADL)当作康复的一个环节,在日常生活的环境当中,帮助老年人有效地自立地完成这些日常生活动作。

与一般的"康复"不同,生活康复是在提供最低限度的介护服务之下,除了需要维持和提高老人日常生活所需的基本能力(肌肉力量、关节力度、平衡力等)之外,更重要的是利用原有的日常生活环境和生活用品来激发老人身体上的各种功能。基本理念在于最大限度地扩展老人具有的可能性,从多方面帮助他们实现不仅在身体、心理上自立,在社会上也能自立(自律)的人生目标。

(二) 生活康复的重要性

在养老机构,很有可能提供大包大揽的护理服务,容易形成过度照护的状态。如果一直持续这样的过度照护,老人就会习惯这种方式,机能训练也不会显示出效果。活动欲望、ADL 能力、QOL(生活质量)也会随之下降。但是,通过引入生活康复训练,可以防止上述情况的发生,实现"护理不等同于包揽全部",在被照护的同时实现"直到人生的终点都能活出自我"的目标。

对于老年人及残障人士来说,为他们在日常生活中需要反复进行的事提供帮助就是最好的康复机会,也是维持及提高现存功能和生活能力的有效手段。向老年人提供介护时,重要的是和介护对象及家属共同思考,把日常生活的所有动作都看作是康复的机会,怎样活动身体,维持"与以往相同的生活"。

(三) 生活康复的目标

介护与用于"治病"的医疗不同,是在承认不能治愈、不能改善的基础上为回归社会(回归社会和生活)而努力(见图1-3)。也就是说,介护的目标不是直接治好病或改善病情,而是对人整体的支援,帮助介护对象本人提高生活质量(QOL),并最终维持和提高身体的功能。

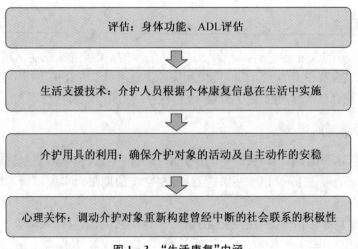

图 1-3 "生活康复"内涵

（四）生活康复具体案例

案例一：

78 岁男性，脑卒中后遗症。

病因：

爷爷因右侧身体偏瘫居家休养，再次在家中跌倒后，成为基本卧床不起的状态。

诉求：

爷爷健侧有肌力，但没有人进行专业指导，因此家人希望介护服务能增加本人的生活自理能力，以此减轻家人照护工作量。

照护计划：

介护服务团队根据爷爷能做的动作与需要做的生活动作进行针对性练习，通过让爷爷反复体验动作成功的经验，帮助爷爷建立信心，提高生活自理能力水平，减少照护者的协助量。

让爷爷拥有自己的时间，改善健侧肌力和偏瘫侧下肢的支撑能力，起居动作、正坐、起身动作和移乘动作能达到一旁看护轻度协助等级。

结果：

经过一段时间的介护服务，爷爷可以在家属的协助下移乘至轮椅，能在轮椅上度过的时间增多，能够在自家厕所进行排泄，也能和孩子、家人一起在厨房饭桌上用餐。

案例二：

91 岁女性，骨折、抑郁症。

病因：

奶奶因意外骨折，且长期受腰部疼痛困扰，躺在床上度日，更由于独自居家心情低落和受骨折影响，导致抑郁症。

诉求：

奶奶经营服装店退休后，积极参加当地社区举办的活动，也曾担任过社区舞蹈讲师。但在骨折后，无法参加自己喜爱的社区团体活动，希望能够缓解疼痛且能参加团体活动。

照护计划：

介护团队为其制订了肢体功能训练、坐姿保持练习、长距离步行训练、洗浴动作练习、使用辅助用具、评估疼痛情况、调整练习强度等训练计划，以达到本人希望参加社区活动的期望。

结果：

经过一段时间的介护服务后，奶奶可以独自使用助行器，步行到离家 200 米左右的社区大学，与邻居们闲聊，受到了大家的欢迎。

任务二　老年介护的基本原则

一、需求理论

所有服务都应该是基于需求,只有充分了解老人的需求,基于实际需求才能针对性提供介护服务。人的需求不是凭空想象出来的,是人对长期渴望、依赖却又得不到满足的事物的一种直观的状态呈现,在所有需求理论中最具代表性的就是马斯洛需求层次理论。心理学家马斯洛于 1943 年在《人类激励理论》中提出基本需求层次理论,把人的需求分成生理需求、安全需求、社交需求、尊重需求和自我实现需求五类,依次由较低层次到较高层次排列,如图 1-4 所示。

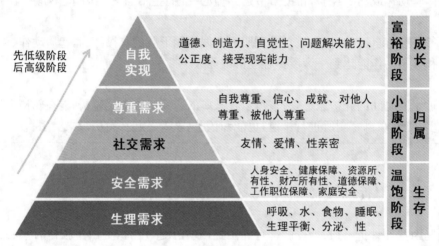

图 1-4　马斯洛需求理论

(一) 需求理论的含义

1. 生理需求

这是人类维持自身生存的最基本要求,包括对以下事物的需求:呼吸、水、食物、睡眠、生理平衡、分泌、性。如果这些需要(除性以外)任何一项得不到满足,人类个人的生理机能就不能正常运转。换而言之,人类的生命就会因此受到威胁。在这个意义上说,生理需要是推动人们行动最首要的动力。

2. 安全需求

这是人类要求对以下事物的需求:人身安全、健康保障、资源所有性、财产所有性、道德保障、工作职位保障、家庭安全。

马斯洛认为,整个有机体是一个追求安全的机制,人的感受器官、效应器官、智能和其他能量主要是寻求安全的工具,甚至可以把科学和人生观都看成是满足安全需要的一部分。

3. 归属需求

这一层次包括对以下事物的需求:友情、爱情、性亲密。人人都希望得到相互的关系和照顾。感情上的需要比生理上的需要来的细致,它和一个人的生理特性、经历、教育、宗教信仰都有关系。

4. 尊重需求

该层次包括对以下事物的需求:自我尊重、信心、成就、对他人尊重、被他人尊重。人人都希望自己有稳定的社会地位,要求个人的能力和成就得到社会的承认。

尊重的需要又可分为内部尊重和外部尊重。内部尊重是人的自尊,指一个人希望在各种不同情境中有实力、能胜任、充满信心、能独立自主。外部尊重是指一个人希望有地位、有威信,受到别人的尊重、信赖和高度评价。马斯洛认为,尊重需要得到满足,能使人对自己充满信心,对社会满腔热情,体验到自己活着的用处和价值。

5. 自我实现需求

该层次包括对以下事物的需求:道德、创造力、自觉性、问题解决能力、公正度、接受现实能力。这是最高层次的需要,它是指实现个人理想、抱负,发挥个人的能力到最大程度,达到自我实现境界的人,接受自己也接受他人,解决问题能力增强,自觉性提高,善于独立处事,要求不受打扰地独处,完成与自己的能力相称的一切事情的需要。也就是说,人必须干称职的工作,这样才会使他们感到最大的快乐。马斯洛提出,为满足自我实现需要所采取的途径是因人而异的。自我实现的需要是在努力实现自己的潜力,使自己越来越成为自己所期望的人物。

(二) 需求理论下的介护服务

借助马斯洛需求理论,我们可以观察到,介护服务人员照料老人吃喝拉撒睡,维持老人日常生活,是满足了他们最基础的生理需求。

让老人很有安全感、安心感可以在家或者在机构稳定住下去,是满足了老人安全需求。

打造跟家里一样的养老环境,让老人把养老机构当家。在社区或机构中找到感兴趣的活动,维持健康社交,满足老人的归属感。

在提供介护服务时,尊重老人的想法并尽可能满足。比如他能自主换衣服,能自主叠毛巾,我们及时认可他,他就会得到满足。

当然,第五层次就是老人想做更多,需要我们协助或者自己来完成,帮助老人达到自我实现。

二、面对衰老的五个阶段

人在慢慢老化过程中,自然会因为外表衰老或者内心身体技能的衰退而出现各种老化的现象,或者身体技能障碍,感觉自我存在的价值渐渐走下坡路,老人就很容易出现悲观、失望,觉得自己什么都不行,身体机能下降更快,状态恶化。在这个过程中,如果我们能够给予一些支持和帮助,那么老人就会延缓这个过程。

老化的疾病包括各种事故、受伤引起身体障碍,往往不是一瞬间就解决的,需要较长时间。作为老人,他们是怎么接受的呢?

在老化或者疾病出现时,身心状态的变化会影响到日常的生活动作,年轻人若因病或意外受伤,会尽量做治疗和康复,治愈出院以后又可以过正常人的生活,但是老年人的治疗康复一般不会恢复这么好。老年人需要一个相对漫长的过程接受自己逐渐老化和疾病侵入这些事实,甚至卧床不能再起来的状态。我们把这个过程分为五个阶段:刺激期、否认期、混乱期、努力期和接受期。

(一) 刺激期

这是比较急性的状态,身体各方面机能因为疼痛或者是疾病原因,逐渐出现障碍的可能性。这个过程中老人的精神和心理处于非常平稳的状态,因此从外表很难发现他们的变化。但若因为意外事故引起的变化,通过及时送医、接受急诊治疗的过程,我们会清楚地看到身体障碍产生的过程。

(二) 否定期

这一般是老化、疾病或事故的治疗处于中间的状态,老人已经发现并意识到自己的身体和状态产生了变化,同时不太好表达,又不太能接受的时候,我们把它叫作否认期。

比如认知症的老人,当我们问,您记忆力是不是有点衰退?他会说,我不是老年痴呆,就是忘事儿。可见,他是不太承认自己这种状态的。即便是老人真正意识到自己处于认知症初期,并不是简单的健忘,别人如果再问,他也很难接受,刻意不承认这件事。

总结一下,老人对自己状态变化的否认,包括两方面:一是本人清楚地认识到这些显性的变化,但是自己不承认;二是本人没注意到这是一个潜在隐性变化。

老人之所以否认自己的隐性变化往往在一定程度上或者在潜意识中期待着奇迹的出现,希望这些疾病障碍会在不知不觉中消失。虽然表面上清楚地认识到自己的变化,仍会告诉别人说自己不是认知症,就是忘事儿,抗拒别人认为自己有障碍,而这种拒绝、抗拒的行为有可能会对后期的介护服务过程产生很大影响,导致介护服务无法顺利进行。

在生活中,此类老人十分常见。介护人员的劝说或者告诉他们面对现实,往往意义不大。更有效的做法是我们尽力理解老人,支持他、陪伴他,帮助他平稳过渡,跟着老人一起抗争,是最重要的。

(三) 混乱期

经历了前期否认,发现现实就摆在眼前,在老人真正接受之前,心里是混乱的。混乱期里,他可能会把自身的变化或者出现障碍的原因归于别人,而后又发现是自己的责任,然后陷入自责,逐渐出现消极的抑郁状态。

比如老人身体出现一些变化,双腿浮肿、不方便下床,他可能会说都是我儿女照顾不周到。事后又会觉得如果儿女为了自己辞职,似乎自己又有推卸不了的责任,非常矛盾。因为想不通,老人会自己陷入消沉的抑郁状态,处于混乱期。

这个过程中老人会出现极端的行为,比如自杀,需要好好观察他们的小行为、表情、动作,用关心、陪伴的态度去陪着他们渡过混乱期。

(四) 努力期

经过第三阶段,老人逐渐摆脱了别人的依靠,意识到这件事情必须靠自己,需要靠自身努力改变身体现状,相比之前的三个阶段,情绪、状态逐渐跌入谷底,这算是一个好的开始。

(五)接受期

老人接受老化、身体残障的状态,价值观出现改变、转换的过程。例如脑梗后半身麻痹的老人,接受了自己半身不遂,可以用自己还灵活的一侧身体带动不太灵活的、麻痹的一侧,坚强生活。同时觉得原来刚得病时,这半身完全不能动,现在稍稍恢复,虽然不像原来健康,但基本还是靠自己没有什么问题,这就是他已经接受了现状。

接受现实,获得新的生活模式,感受新的生活意义,其实接受期是非常乐观的,老人的表现往往都是积极的变化。

在介护服务过程中,除了日常的会话沟通,我们在平时介护过程中,注意老人各种变化,尤其是否定期、混乱期的小状态、小动作,积极协助、帮助、陪同他们尽快进入努力期、接受期。

在介护服务中我们多陪伴并尊重老人的想法,尽量去配合缩短前三期的过程,对于后期康复治疗有非常积极的影响。介护服务人员初到现场工作时,这些变化过程都必须准确理解,烂熟于胸。

三、介护三大原则

(一)尊重原则

包括尊重老人的个性、价值观和生活经历。每一位老年人都拥有日积月累的人生经验,在他们 80~90 年的人生长河中,无论是食物的口味、仪表服饰、社会地位和经济实力乃至语言表达习惯等,都已经形成了自己独特的爱好和个人形象。几十年的生活经历和人生经验,职业经验、家庭生活,都是我们需要去尊重的。

价值观是指对于事情的判断,和朋友相处的方式,没有必要争对错,我们应该从相对客观的角度,一个陪伴者的角度去尊重老人。

关于尊重的细节还有很多,大家可以参考如下表格:

饮食、烹饪	食材(喜爱的、季节性的)、适量、烹调时间、调味(调味料种类)、食用期限、烹饪方法(煮、蒸、煎、炒、炸、调和、腌)、菜单和排盘、惯用的器皿、甜点、饮料(酒、嗜好品)
购物	频率、量、价格、店、厂家、产地、保存场所和方法、支付方法
洗涤及整理衣物	洗衣粉、过滤程度、晾干、折叠、熨烫、被单和毛巾的整理、内衣和衣服的材质和款式、穿脱衣介护服务方法、换衣的频率、穿衣的调整、缝补、钉口、时尚
洗浴	时间和频率、洗发(淋浴和沐浴、海绵或毛巾、水温度、擦法、洗发频率、吹发的干湿度)
排泄	时间和频率、尿裤(种类)、排泄的方式(卫生间、尿瓶、移动便器)、排泄姿势、护理程度、照顾隐私、内衣交换程度
住处清洁	清理床铺(被单、棉被、垫单)、卧室、浴室、卫生间、厨房清洁频率和程度、清洁程度、吸尘器
其他	丢垃圾(可燃、不可燃物、瓶罐、报纸)、冷暖气、煤气、电的安全确认等

(二)信赖原则

人与人之间需要相处,了解彼此,互相接受,才会慢慢地产生信赖关系。我们不会让陌生人随便进家里,不会跟陌生人随便聊天、搭讪,因为与陌生人之间没有信赖关系,所以会本能地拒绝陌生人靠近我们、进入安全区。

同样为老年人提供介护服务时,我们第一次见到老人,对于老人和家属而言都是陌生人,怎样逐渐形成信赖关系是很重要的。在社区、养老机构工作时,不管之前一线介护经验多丰富,对于没有接触过的老人,是不会让陌生的介护人员单独提供介护服务的。一般会有熟悉的介护员在旁边指导,或者两人一起照顾这位老人。同样的,第一次接触,老人一定会有防备心,不会那么轻易接受新的介护人员。

(三) 自立支援原则

什么是自立?

自立包括经济自立、身体自立和精神自立,在长期照护领域尤其强调服务接受方的自主选择和自主决定权。即使有身体或精神上的残疾或弱点,也应该尊重他们的感受,并遵循他们所选择的方式进行支持。自立的核心包含以下三点:

1. 被服务对象才是最理解自身真实需求,以及最理解如何去满足他们的人。

2. 提供多形态服务的综合计划,可以最有效地满足接受服务方的需求。

3. 他们应尽可能融入社区的社会活动中。

可以看到在考虑自立时,服务接受方的观点极为重要。身心的障碍并不是生活的障碍,由于环境限制而无法走出去的生活本身,对于他们来说才是真正的障碍,是无法实现自立的状态。正如自立原则1所阐述的那样,即使身心有障碍,这个人也有属于自己的,在某个状态下该做什么,为什么那样做的想法和感受。如果不是在基于本人的意图和同意前提下,那么所有的支持和服务,并不能满足他们自立的真正需要。

什么是自立支援?

针对上述"自立"的辅助和支持,被称为自立支援。这一概念刚开始主要针对残疾人士,随着时间推移成为社会福利领域的基本理念(见图1-5)。

自立支援理念是指"个人自己承担风险管理自己的生活,但在他无法自立维持生活时,提供他所必要的帮助"。

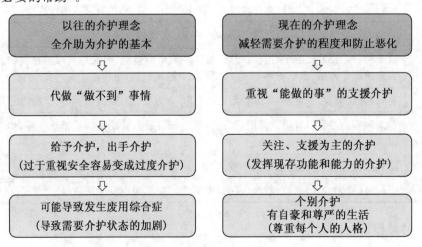

图1-5 介护理念的转变

长期照护中的自立支援

"自立支援"这个概念本身有多种解释。如果单是把日常行为拿出来看的话,例如某些情况下,老人们用纸尿裤排泄,而不去上厕所。或者,上厕所时可以走路,但需要使用轮椅。以上二者都是帮助老人们,以能够现实可行的方式,去完成排泄这个日常行为。并不是说一定要先让老人能够走起来去厕所才是自立支援,而坐轮椅过去就不是自立支援。这些"自立支援",并不是强加于人,要老人"你必须走"。自立支援的必需条件,是"她/他自己希望并同意"这个大前提。

此外,说到自立支援,往往会局限在社会保障服务上,只涉及吃喝拉撒睡等日常生活当中的常见内容。但是旅游、扫墓、社区活动、社区聚会、新年联欢等等,平时不常见的"非日常"内容,也是包括在自立支援范围之内的。其意义是不论是否有障碍,都可以在"非日常"的活动中,赋予他/她相应的角色,积极参与娱乐互动。在实施过程中,不应该消极看待他/她的意见,而是根据个人能力和期望目的,通过多种方式提供综合支持。

从更广泛的角度来看,自立支援也是通用化设计的一种体现,通过对基础设施和社会环境进行通用化设计,也可以让身有残障的人不感到有障碍。因此,自立支援不是单纯的对日常生活活动能力(ADL),或者功能性日常生活动作(IADL)的辅助和支持,也不是单纯针对ADL或者IADL的改善就可以衡量的。自立支援注重介护对象本人的"生活意义"和"满足感",最终目标是提高介护对象的生活质量(QOL)。

WHO推出的ICF体系,正是明确地阐述了这一基本原则,身体机能的要素在这整个体系当中,只是其中一部分,不提倡以偏概全。

四、生活质量

(一)生活质量的含义

生活质量的概念起源于20世纪30年代的美国,最初是作为一个社会学指标来使用的。经过50年代生活质量研究的成熟期,60年代后,广泛应用于社会领域的研究,比如用于社会及其环境的客观条件指标来反映社会发展水平,也用于人对社会及其环境的主观感受方面,比如对生活中家庭、工作和休闲等方面的感受。到了70年代末,医学领域对生活质量进行了广泛的研究,以解决为适应疾病谱和医学发展引发的健康观和医学模式转变的需要,生活质量这一综合的评价指标比起单纯的疾病治愈率、生存率等,更能体现人在疾病转归过程中身体上、精神上和社会活动的真实状态。而在我国生活质量的研究开始于80年代中期,从翻译和综述国外的有关文献和研究进展开始,继而引进了一些普适量表和疾病专表,也根据不同的量表,进行了必要的文化调适,比如WHO-QOL100量表等。

大量的学者进行了生活质量的研究,分别提出了生活质量不同的概念。WHO生活质量研究组在1993年提出,生活质量是指不同文化和价值体系中的个体对他们的目标、期望、标准以及所关心的事情相关的生活状况的体验。这是在众多生活质量的概念与诠释中的一个较为公认的一个定义。

（二）生活质量评定的意义

1. 是老年评估的重要内容

生活质量的评定涉及老人总体结局,全面反映疾病及其导致的躯体、心理和社会功能等方面在护理、生活康复干预等作用下产生的影响,而且更着重于体现老人自身的主观感受。而不是像其他评定内容中,可能只关注了解老人身体结构或功能上有无异常。

2. 有助于了解影响生活质量的主要因素

生活质量评定是制订照护计划的重要依据,借以了解疾病和功能受损对于老人生活质量的影响,以便有针对性地进行干预。通过生活质量的评定,有助于了解分析影响老人康复的主要因素,阐明生活质量与损伤或残疾程度之间的关系,从而有利于发现问题,提出针对不同疾病成因机制中全面且较客观的解释。

3. 有利于评价和比较各种干预措施的疗效

后期的评定中,生活质量评定的各项指标也是判断相应介护服务效果的重要参数,为后续介护服务提供更好的依据。国内外生活质量的研究提示,根据生活质量评定的结果,可以制订更加有效的干预方案及治疗措施,能够显著提高慢性病、老年病患者的康复疗效,进而改善老人的生活质量。

（三）生活质量评定

生活质量的评定是针对每一位个体进行主观感受和对社会、环境体验的评定,它有别于其他客观评定指标,需要针对性分析不同疾病、状态、人群与生活质量有关的因素,确定适合的生活质量评定内容。常用生活质量评定的普适性量表主要有世界卫生组织生活质量测定简式量表(WHOQOL-BREF)和医疗结局研究简表(MOS SF-36)。

1. 世界卫生组织生活质量量表-100(简称 WHOQOL-100)

量表是由世界卫生组织领导 15 个国家和地区共同研制的跨国家、跨文化的普适性、国际性量表。此量表结构严谨、内容包括面广,适合于多个学科的有关生活质量的研究,但在临床或研究工作当中有时显得特别冗长,大大增加了实际的工作量。鉴于此,WHO 于 1998 年改良出了世界卫生组织生活质量测定简式量表(WHOQOL-BREF)。WHOQOL-BREF 包括 4 个领域:生理、心理、社会关系和环境,共 26 个问题条目。简表具有良好的内部一致性、区分效度和结构效度。

2. 医疗结局研究简表(MOS SF-36)

最初由美国医学结局研究组在兰德公司健康保险项目的有关研究的基础上修订而成的普适性测定量表,含有 36 个条目的健康调查问卷。内容包括躯体活动功能、躯体功能对角色功能的影响、躯体疼痛、健康总体自评、活力、社会功能、情绪对角色功能的影响和心理卫生 8 个领域。评定大约耗时 5~10 分钟。SF-36 是目前世界上公认的具有较高信度和效度的普适性生活质量评价量表,SF-36 中国版已经由中山医科大学统计教研室方积乾教授等引进研制出来并投入使用。

医疗结局研究简表(MOS SF-36)

这项调查是询问您对自己健康状况的了解。此项数据记录您的自我感觉和日常生活的情况。请您按照说明回答下列问题。如果您对某一个问题不能做出肯定的回答,请按照您的理解选择最合适的答案。

1. 总括来说,您认为您的健康状况是:(得分依次为5,4.4,3.4,2,0)

① 非常好　② 很好　③ 好　④ 一般　⑤ 差

2. 和一年前相比较,您认为您目前全面的健康状况如何?(得分依次为1,2,3,4,5)

① 比1年前好多了　② 比1年前好一些　③ 跟1年前差不多　④ 比1年前差一些　⑤ 比1年前差多了

3. 以下这些问题都和日常活动有关。请您想一想,您的健康状况是否限制了这些活动? 如果有限制,程度如何?

活动	限制很大	有些限制	毫无限制
剧烈活动,如跑步举重、参加剧烈运动等	1	2	3
适度的活动,如搬桌子、扫地、打太极拳、简单体操	1	2	3
手提日用品。如买菜、购物等	1	2	3
上几层楼梯	1	2	3
上一层楼梯	1	2	3
弯腰、屈膝、下蹲	1	2	3
步行1500米以上的路程	1	2	3
步行1000米以上的路程	1	2	3
步行100米以上的路程	1	2	3
自己洗澡或穿衣服	1	2	3

4. 在过去四个星期里,您在工作和日常活动有无因为身体健康的原因而遇到以下问题?

	是	不是
减少了工作或其他活动时间	1	2
本来想要做的事情只能完成一部分	1	2
想要干的工作或活动种类受到限制	1	2
完成工作或其他活动困难增多(比如需要额外的努力)	1	2

5. 在过去的四个星期里,您的工作和日常活动有无因为情绪的原因(如压抑或焦虑)而出现以下问题?

	会	不会
减少了工作或日常活动时间	1	2
本来想要做的事情只能完成一部分	1	2
做事情不如平时细心	1	2

6. 在过去四个星期里,您的身体健康或情绪问题在多大程度上妨碍了您与家人、朋友、邻居或集体的正常社交活动? (得分依次为5,4,3,2,1)

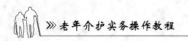

(续表)

① 毫无影响　② 有一点影响　③ 中等影响　④ 影响很大　⑤ 影响非常大
7. 在过去四个星期里,您的身体有疼痛吗?(得分依次为 6,5.4,4.2,3.1,2.2,1)
① 完全没有　② 有一点　③ 中等　④ 有一些　⑤ 剧烈　⑥ 非常剧烈
8. 在过去四个星期里,您身体上的疼痛影响了您的工作和家务吗?(如果是第 7 题有第 8 题无,得分依次为 6,4.75,3.5,2.25,1;如果 7 有 8 无,得分依次为 5,4,3,2,1)
① 毫无影响　② 有很少影响　③ 有一些影响　④ 有较大影响　⑤ 有极大影响

9. 下列问题是有关您在过去 1 个月里您自己的感觉。针对每一个问题,请选择一个最接近您的感觉的答案。

	常常如此	大部分时间	相当多时间	有时	偶尔	从来没有
您觉得生活充实	6	5	4	3	2	1
您是一个敏感的人	1	2	3	4	5	6
您的情绪非常不好,什么事都不能使您高兴起来	1	2	3	4	5	6
您的心里很平静	6	5	4	3	2	1
您感到精力充沛	6	5	4	3	2	1
您的情绪低落	1	2	3	4	5	6
您感到筋疲力尽	1	2	3	4	5	6
您是个快乐的人	6	5	4	3	2	1
您感觉厌烦	1	2	3	4	5	6
10. 不健康影响了您的社交活动(如走亲访友等)	1	2	3	4	5	6

11. 请看下列每一条问题,哪一种答案最符合您的情况?

	绝对正确	大部分对	不能肯定	大部分不对	绝对错误
我好像比别人更容易生病	1	2	3	4	5
我和周围人一样健康	5	4	3	2	1
我认为我的健康在变坏	1	2	3	4	5
我的健康状态非常好	5	4	3	2	1

五、介护和医疗的关系

护理与介护作用不同,护理属于医疗,首先是"治疗",其后是支撑"平稳的生活"。在为老年人提供服务时,需要将治疗伤病的医疗功能与支撑生活的福利、介护功能有机地结合在一起,提供一体化服务。而有些相关工作人员却认为,医疗服务在"上",介护服务在"下"。但是需要介护的老年人并非只是"无法治愈的老年人",换个角度来看,只靠医疗干预并不能改善他们的生活,他们也需要生活支援。

处于需要介护状态的人,不仅仅是"无法治愈的老年人",还有因疾病或伤残等存在"生活障碍"的人,如果这样想,就应该可以理解支撑生活的介护服务的重要性。这意味着专业性介护,不应仅限于对本人的直接干预,对如何解决生活环境方面的问题的考虑也十分重要。具体来说,到了需要介护的状态,就会面临一系列"生活上的困难",减轻这些困难不仅需要直接介助,而且还需要准备适当的辅助用具,完善介护对象的生活环境,这才是专业性介护的重要意义所在。

医疗服务是对疾病和受伤等非日常状态进行干预的工作,而介护服务则是对"生活"这一日常状态提供支援的工作。因此,两者之间不存在哪个在上、哪个在下的问题。探讨治疗和治愈的可能性时,首先是以医疗服务为主,一旦结束重点治疗期,过渡到了日常生活稳定期,介护服务的作用就变得更为重要了。经过这样的梳理就不难发现,两者之间不是"医疗在上,介护在下"的关系,而是"医疗在先,介护在后"的关系(见图1-6)。

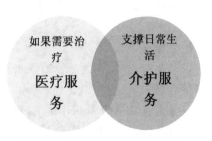

图1-6 医疗护理与介护相结合

但是,处于需要介护状态的人,往往在疾病和受伤的重点治疗结束后,仍然需要一定程度的医疗干预,并且为了进一步提高日常生活能力,治疗后的康复训练等也具有非常重要的意义。因此,作为处于非日常性"医疗服务"与支撑日常生活的"介护服务"之间的、将两者联系在一起的医疗护理人员和康复专业人员,他们应发挥的作用就显得尤为重要。

六、整合照护

2017年世界卫生组织在日内瓦公布了老年人整合照护,其定义为:在财源、行政管理、组织、服务输出、个人临床及生活照顾层次上,透过一系列经过协调、目标一致性的方法,建构健康与长期照顾体系内部以及彼此间的联结、结合与合作。

在老年长期介护服务方面,为了能够长期满足老人的日常生活、医疗护理、精神慰藉等综合需求,需要医疗机构、养老机构、社会工作机构、志愿者组织等共同参与。这套服务是涉及部门较多的综合体系,需要建立多专业团队,由不同专业的工作人员为老人开展综合评估、设计并实施服务。这些团队成员包含医师、护士、介护士、营养师、物理治疗师、社会工作者等。多个领域的人员分别站在各自的专业角度共享同一个目标和方针,发挥各自专业特长进行的综合性服务。整合照护重视个案管理,在服务过程中,由个案管理师与各个不同专业间工作人员相互沟通协调,以团队合作方式为案主提供所需之服务(个性化服务方案),扩大服务成效为主要目的,能为活力自理的老人延缓老化速度,为患有疾病或失能的老人做好健康管理或制订复能计划,内容涉及医、康、护、养多个层面,在实践中以满足所有老人的需求为发展目标。

常用的团队合作方法包括各专业人员间的小组报告会和记录。充分利用记录,可以加深对介护对象的理解,同时可实现介护人员之间以及与其他专业人员间的信息共享,更便于合作的顺利展开。通过定期召开小组报告、讨论会,相互汇报、联络、协商等,有助于促进团队内部的交流。

案例：

　　75 岁女性,跌倒后不能自理。

评估结果：

　　跌倒导致下肢功能受损,需要营养摄取、个人清洁与排泄、肢体活动功能障碍、预防废用症候群并发症等的照顾。其他还有非医疗的需要例如：家务协助、交通接送、陪同外出（看诊）。

介护目标：

　　站起来走路、恢复独立自主的生活。

照护计划：

　　首先在医生的专业评估下,由运动康复师指导奶奶逐步进行上肢关节运动、下肢承重功能训练、助行器走路等训练,护士为奶奶制订了保健护理相关的计划,营养师根据张奶奶身体状况制订了合理的营养改进计划,介护士为奶奶提供生活照料,指导生活康复。

结果：

　　在服务团队的努力下,奶奶第四周后已经可以自行走到社区咖啡厅,跟社区老友话家常。

任务三　老年介护的实施技巧

一、老年人能力评估

(一) 什么是老年人能力评估

　　2019 年人力资源社会保障部联合民政部组织制定《养老护理员国家职业技能标准》,在新国标中增加"失智照护""能力评估""质量管理",尤其强调服务中老年人能力评估的重要性。

　　老年人能力评估科学划分老年人能力等级,作为提供相匹配的养老服务依据。从日常生活能力、认知与心理状态、感知觉与沟通、社会参与等多维度进行综合评价。

(二) 老年能力评估的重要性

　　通过对老年人能力进行评估,对老人疾病状态、躯体功能、营养状态、社会参与、睡眠、沟通等多个综合功能的评估,有针对性地给予全面干预。通过相关评估,不仅能及时发现老年人存在的各种疾病和潜在功能障碍,而且能对这些存在的问题进行定量分级,及时召集评估小组团队,制订综合治疗方案,并进行用药指导、护理指导、营养干预、行为干预等措施。目的在于最大限度地维持和尽可能恢复老年人的功能状态,提高生活质量。

　　对医疗与养老服务机构

　　1. 合理制订照护计划:指导养老服务机构根据老年人不同的情况,选择最佳的照护方案,科学的制订照护计划。

2. 避免资源浪费:通过评估可以使住院康复治疗的老人及时出院或转院,也可以随时转至养老服务机构,减少对医院或养老机构资源的占用。

3. 提供个性化服务:根据每位老年人的需求不同,合理配置个性化需求的介护服务人员,为老年人提供更好的服务。

4. 避免收费引起纠纷:根据评估等级,制定收费标准,避免因服务项目与收费标准不清晰引起的纠纷。

对介护人员和老年人家属

1. 通过评估等级的划分,家属可根据老年人的实际情况,选择不同的养老方式和地点。

2. 根据不同老人的照护需求,为生活场所的优化、适老化改造等提供依据。

3. 针对老人疾病、身体状态、需求的不同制订相应的介护计划提供精准服务。

4. 老人入住、离开养老机构或突发状况时进行能力评估,有利于机构规范管理和风险防控。

二、日常生活能力评估

(一) 定义

日常生活能力(Activities of Daily Living,ADL)是指人们在每日生活中,为了照料自己的衣食住行,保持个人卫生整洁和进行独立的社区活动所必需的一系列基本活动。包括运动、自理、交流及家务活动等。可以分为基本的或躯体的日常生活活动能力(PADL)和工具性日常生活活动能力(IADL)。

PADL是指每日生活中与穿衣、饮食、保持个人卫生等自理活动和坐、站、行走等身体活动有关的基本活动。IADL是指人们在社区中独立生活所需的关键性的较高级的技能,如家务、做饭、采购、骑车或驾车、处理个人事务等,大多需借助工具进行。

ADL反映了人们在家庭、医疗机构、社区中最基本的能力,是评估中最基本和最重要的内容。这些活动对健康人来说是简单易行的,但对于病、伤、残者来说,则可能变得相当困难和复杂。老年人若无力去完成日常生活活动,就可能导致自尊心和自信心的丧失,进而又会加重生活能力的丧失。在日常生活活动中受挫,常可损害个体形象,影响老人与他人的联系,亦可影响到整个家庭和社会。要改善老人自理能力,首先就必须进行ADL的评定。

(二) 评定方法

ADL提出至今已出现了大量的评定方法。常用的标准化的PADL评定方法为Barthel指数,常用的IADL评定为功能活动问卷(FAQ)。

1. Barthel指数

评分结果:满分100分。总分≤40分为重度依赖,全部需要他人照护;总分41~60分为中度依赖,大部分需要他人照护;总分61~99分为轻度依赖,少部分需要他人照护;总分100分为无需依赖,无需他人照护。

ADL 评估量表（Barthel 指数）

项目	评分	标 准
进食	0	需极大帮助或完全依赖他人，或留置胃管
	5	需部分帮助
	10	可独立进食
洗澡	0	在洗澡过程中需他人帮助
	5	准备好洗澡水后，可自己独立完成洗澡过程
修饰	0	需他人帮助
	5	可自己独立完成（洗脸、梳头、刷牙、剃须等）
穿衣	0	需极大帮助或完全依赖他人
	5	需部分帮助
	10	可独立完成（穿脱衣服、系扣子、拉拉链、穿脱鞋袜、系鞋带等）
控制大便	0	完全失控
	5	偶尔失控，或需要他人提示
	10	可控制大便
控制小便	0	完全失控，或留置导尿管
	5	偶尔失控，或需要他人提示
	10	可控制大便
如厕	0	需极大帮助或完全依赖他人
	5	需部分帮助
	10	可独立完成（去厕所、解开衣裤、擦净、整理衣裤、冲水等过程）
床椅转移	0	完全依赖他人
	5	需极大帮助
	10	需部分帮助
	15	可独立完成
平地行走	0	完全依赖他人
	5	需极大帮助
	10	需部分帮助
	15	可独立在平地行走 45 M
上下楼梯	0	需极大帮助或完全依赖他人
	5	需部分帮助
	10	可独立上下楼梯
总得分		

2. 功能活动问卷FAQ

一种简单的、由知情者完成的评定老人日常活动能力的量表,也可以进行自我评估。

评分标准:正常标准为低于5分,大于5分为异常,分数越高障碍越重。

功能活动问卷FAQ				
项　　目	正常	有些困难,自己尚能完成	需要帮助	完全依赖他人
1. 票证使用(交通卡、存折、老年证或者其他证件等)	0	1	2	3
2. 票据支付(各种账单)	0	1	2	3
3. 自行购物(独自到商店买衣服、杂货和家庭用品)	0	1	2	3
4. 技巧性活动(需要一定技巧的运动或爱好,如下棋、打牌等)	0	1	2	3
5. 简单家务(烧水、泡茶、关炉灶)	0	1	2	3
6. 准备饭菜	0	1	2	3
7. 新鲜事物了解(能够了解最近发生的事情)	0	1	2	3
8. 注意和理解(理解和讨论电视剧、报纸、书刊等)	0	1	2	3
9. 记住约定(记住约会时间、家庭节目、就医时间、吃药)	0	1	2	3
10. 独自外出(能否拜访邻居,自己乘公共汽车等)	0	1	2	3
总　　分				

三、认知能力和精神状态评估

(一) 简易智力状态评估表(Mini-Cog)

AD8量表是美国华盛顿大学于2005年开发的问卷,可用于自检,也可由他人大声读给受试者听,也可在电话里询问受试者。如果可能,AD8问卷最好由了解受试者的知情者来回答,如果没有合适的知情者,由老年人自己来回答。当知情者回答问卷时,需要特别向他说明评价受试者的变化。当受试者回答问卷时,需要特别向他说明是评价自身能力的改变,不需要考虑病因。如果念给受试者听,很重要的一点是检测人员要仔细地逐字逐句朗读,并强调变化是基于认知障碍而非躯体障碍,在每单项间需停顿1秒以上。

简易智力状态评估表

1. 判断力是否出现了障碍？
   □（疑似）有障碍　　　□ 无障碍　　　　　□ 我不确定
2. 不爱活动？或对事情不感兴趣？
   □ 少动,不感兴趣　　□ 喜欢活动,感兴趣　□ 我不确定
3. 是否会不断重复同一件事或同一句话？
   □ 很少重复　　　　　□ 不会重复　　　　　□ 我不确定
4. 学习新东西使用方法时,是否会有困难？
   □ 有困难　　　　　　□ 没有困难　　　　　□ 有时会出现困难
5. 是否有时会记不清当前的月份或年份？
   □ 有　　　　　　　　□ 没有　　　　　　　□ 有时
6. 处理复杂的个人事情时,是否存在困难？
   □ 有难度　　　　　　□ 没难度　　　　　　□ 不确定
7. 是否会忘记与某人的约定？
   □ 是　　　　　　　　□ 从不　　　　　　　□ 有时
8. 记忆或思考能力是否出现过问题？
   □ 有过　　　　　　　□ 没有　　　　　　　□ 偶尔

AD8 筛查能非常敏感地检测出很多常见疾病的早期认知改变,包括阿尔茨海默病、血管性认知症、路易体认知症和额颞叶认知症。

异常范围的分数提示需要进步的检查评估。正常范围的分数提示不太可能存在认知症,但是不能排除疾病的极早期。如果存在认知障碍的其他客观证据,则需要做进一步的其他检测。

分数评价标准:0~1认知功能正常;2及以上可能存在认知障碍;如果得分大于2,应尽快到当地医院记忆门诊做进一步的诊治。

（二）老年抑郁量表(GDS)

老年抑郁量表(GDS)是由 Brank 等人在 1982 年创制,专用于老年人抑郁的筛查。针对老人一周以来最切合的感受进行测评。该量表共有三十个条目,每个条目要求被测者回答"是"或"否",GDS 是专为老年人创制,并在老年人中标准化了的抑郁量表,在对老年人的临床评定上,它比其他抑郁量表有更高的符合率,在年纪较大的老人中这种优势更加明显。

老年抑郁量表(GDS)		
选择最切合您最近一周感受的答案	是	否
1 你对生活基本上满意吗?	0	1
2 你是否已经放弃了许多活动和兴趣?	1	0
3 你是否觉得生活空虚?	1	0
4 你是否常感到厌倦?	1	0
5 你觉得未来有希望吗?	0	1
6 你是否因为脑子里有一些想法摆脱不掉而烦恼?	1	0
7 你是否大部分时间精力充沛?	0	1
8 你是否害怕会有不幸的事落到你头上?	1	0
9 你是否大部分时间感到幸福?	0	1
10 你是否常感到孤立无援?	1	0
11 你是否经常坐立不安,心烦意乱?	1	0
12 你是否希望待在家里而不愿意去做些新鲜事?	1	0
13 你是否常常担心将来?	1	0
14 你是否觉得记忆力比以前差?	1	0
15 你觉得现在生活很惬意?	0	1
16 你是否常感到心情沉重、郁闷?	1	0
17 你是否觉得像现在这样生活毫无意义?	1	0
18 你是否常为过去的事忧愁?	1	0
19 你觉得生活很令人兴奋吗?	0	1
20 你开始一件新的工作困难吗?	1	0
21 你觉得生活充满活力吗?	0	1
22 你是否觉得你的处境毫无希望?	1	0
23 你是否觉得大多数人比你强得多?	1	0
24 你是否常为些小事伤心?	1	0
25 你是否常觉得想哭?	1	0
26 你集中精力困难吗?	1	0
27 你早晨起的很快活吗?	0	1
28 你希望避开聚会吗?	1	0
29 你做决定很容易吗?	0	1
30 你的头脑像往常一样清晰吗?	0	1

评分参考:在最高分30分中,得0～10分可视为正常范围,即无郁症;11～20分显示轻

度抑郁；21～30 分为中重度抑郁。

本量表为 56 岁以上老年人专用抑郁筛查量表，而非抑郁症的诊断工具，每次检查需 15 分钟左右。临床主要评价 56 岁以上者以下症状：情绪低落、活动减少易激惹、退缩，以及对过去、现在和未来的消极评价。但 56 岁以上老人食欲下降、睡眠障碍等症状属于正常现象，使用该量表有时易误评为抑郁症，因此分数超过 11 分者应做进一步检查。

（三）焦虑自评量表(SAS)

焦虑自评量表(SAS)				
选择最切合您最近一周感受的答案	没有或很少时间	小部分时间	相当多时间	绝大部分或全部时间
1. 我觉得比平常容易紧张和着急	1	2	3	4
2. 我无缘无故感到担心害怕	1	2	3	4
3. 我容易心烦意乱或感到恐慌	1	2	3	4
4. 我觉得我可能将要发疯	1	2	3	4
*5. 我感到事事都很顺利,不会有倒霉事情发生	4	3	2	1
6. 我的四肢抖动和震颤	1	2	3	4
7. 我因头痛、颈痛和背痛而烦恼	1	2	3	4
8. 我感到无力而且容易疲劳	1	2	3	4
*9. 我感到平静,能安静坐下来	4	3	2	1
10. 我感到我的心跳很快	1	2	3	4
11. 我因阵阵的眩晕而不舒服	1	2	3	4
12. 我有阵阵要晕倒的感觉	1	2	3	4
*13. 我呼吸时进气和出气都不费力	4	3	2	1
14. 我的手指和脚趾感到麻木和刺激	1	2	3	4
15. 我因胃痛和消化不良而苦恼	1	2	3	4
16. 我必须频繁排尿	1	2	3	4
*17. 我的手总是温暖而干燥	4	3	2	1
18. 我觉得脸发烧发红	1	2	3	4
*19. 我容易入睡,晚上休息很好	4	3	2	1
20. 我做噩梦	1	2	3	4

评分参考:将 20 个项目的各个得分相加,即得总粗分,总粗分乘以 1.25 后的整数部分为标准分。标准分正常上限参考值为 50 分。标准总分 50～59 为轻度焦虑,60～69 为中度焦虑,70 分以上为重度焦虑。

四、感知觉与沟通评估

		感知觉与沟通评估表
项目	得分	评分细则
意识水平	0	神志清醒,对周围环境警觉
	1	嗜睡,表现为睡眠状态过度延长。当呼唤或推动老人的肢体时可唤醒,并能进行正确的交谈或执行指令,停止刺激后又继续入睡
	2	昏睡,一般的外界刺激不能使其觉醒,给予较强烈的刺激时可有短时意识清醒,醒后可简短回答问题,当刺激减弱后又很快进入睡眠状态
	3	昏迷,处于浅昏迷时对疼痛刺激时有回避和痛苦表情;处于深昏迷时对刺激无反应(若评定为昏迷,直接评定为重度受损,可不进行以下项目的评估)
视力:若平时戴老花镜或者近视镜,应在佩戴眼镜的情况下评估	0	能看清书报上的标准字体
	1	能看清楚大字体,但看不清书报上的标准字体
	2	视力有限,看不清报纸大标题,但能辨认物体
	3	辨认物体有困难,但眼睛能跟随物体移动,只能看到光、颜色和形状
	4	没有视力,眼睛不能跟随物体移动
听力:若平时佩戴助听器,应在佩戴助听器的情况下评估	0	可正常交谈,能听到电视、电话、门铃的声音
	1	在轻声说话或说话距离超过 2 米时听不清
	2	正常交流有些困难,需在安静的环境和大声说话才能听到
	3	讲话者大声说话或说话很慢,才能部分听见
	4	完全听不见
沟通交流:包括非语言沟通	0	无困难,能与他人正常沟通和交流
	1	能够表达自己的需要及理解别人的话,但需要增加时间或给予帮助
	2	表达需要或理解有困难,需频繁重复或简化口头表达
	3	不能表达需要和理解他人的话
总分		上述 4 个项目得分之和
感知觉与沟通分级		1. 意识清醒,且视力或听力评为 0 或 1 分,沟通评分为 0 分:感知觉与沟通能力完好。 2. 意识清醒,但视力或听力中至少一项评为 2 分,或沟通评为 1 分:感知觉与沟通能力轻度受损。 3. 意识清醒或嗜睡,但视力或听力中至少一项评为 3 分,或沟通评为 2 分:感知觉与沟通能力中度受损。 4. 意识清醒或嗜睡,但视力或听力中至少一项评为 4 分,或沟通评为 3 分,或昏睡/昏迷:感知觉与沟通能力重度受损。

五、社会参与评估

社会参与评估表		
指标	评分标准	得分
生活能力	0分，除个人生活自理外（如饮食、洗漱、穿戴、二便），能料理家务（如做饭、洗衣）或当家管理事务	
	1分，除个人生活自理外，能做家务，但欠好，家庭事务安排欠条理	
	2分，个人生活能自理；只有在他人帮助下才能做些家务，但质量不好	
	3分，个人基本生活事务能自理（如饮食、二便），在督促下可洗漱	
	4分，个人基本生活事务（如饮食、二便）需部分帮助或完全依赖他人帮助	
工作能力	0分，原来熟练的脑力工作或体力技巧性工作可照常进行	
	1分，原来熟练的脑力工作或体力技巧性工作能力有所下降	
	2分，原来熟练的脑力工作或体力技巧性工作明显不如以往，部分遗忘	
	3分，对熟练工作只有一些片段保留，技能全部遗忘	
	4分，对以往的知识或技能全部磨灭	
时间/空间定向	0分，时间观念（年月日时）清楚；可单独出远门，能很快掌握新环境的方位	
	1分，时间观念有些下降，年、月、日清楚，但有时相差几天；可单独来往于近街，知道现住地的名称和方位，但不知回家路线	
	2分，时间观念差，年、月、日不清楚，可知上半年或下半年；只能单独在家附近行动，对现住地只知道名称，不知道方位	
	3分，时间观念差，年、月、日不清楚，可知上午或下午；只能在左邻右舍间串门，对现住地不知名称和方位	
	4分，无时间观念；不能单独外出	
人物定向	0分，知道周围人们的关系，知道祖孙、叔伯、姑姨、侄子、侄女等称谓的意义；可分辨陌生人的大致年龄和身份，可用适当称呼	
	1分，只知加重亲密近亲的关系，不会分辨陌生人的大致年龄，不能称呼陌生人	
	2分，只能称呼家中人，或只能照样称呼，不知其关系，不辨辈分	
	3分，只认识常同住的亲人，可称呼子女或孙子女，可辨熟人和生人	
	4分，只认识保护人，不辨熟人和生人	
社会交往能力	0分，参与社会，在社会环境有一定的适应能力，待人接物恰当	
	1分，能适应单纯环境，主动接触人，初见面时难让人发现智力问题，不能理解隐喻语	
	2分，脱离社会，可被动接触，不会主动待人，谈话中很多不适词句，容易上当受骗	
	3分，勉强可与人交往，谈吐内容不清楚，表情不恰当	
	4分，难以与人接触	

老年能力评估项目实践

(一) 老年介护案例

张奶奶,83 岁,与儿子媳妇居住在一起,住在太湖幸福小区 12 栋 207 室,身高 154 cm,体重 42 公斤。平时喜欢看电视、听戏、打麻将。

既往病史:2 年前出现认知障碍;2 个月前发生"脑血栓"。

目前状况:张奶奶 2 年前频繁出现妄想,总认为有人在到处说她坏话,总认为有人偷她东西,频繁出现骂粗话的行为。"脑梗死"住院治疗,出院后恢复效果不佳,在家中请保姆照顾,定期请社区居家服务中心的工作人员上门服务。目前左侧肢体偏瘫,肌张力低下,软瘫,卧床,偏瘦,伴吞咽障碍,不能经口进食,长期留置胃管,尚能做简单交流。反复气管感染,医生给予消炎治疗后能够好转。今天午睡醒来,老年人又出现咳嗽、吐痰伴有低热。因为生病,老年人很悲观,对疾病存在恐惧心理。

(二) 实训步骤

第一步:教师下达实训项目,并讲解说明。

第二步:每组 3～4 人进行分组,到老年能力评估机构观摩具体评估操作流程,在企业导师指导下完成实操,拍摄实操完整过程。

第三步:将视频上传课程网站。

第四步:针对最终操作视频完成学生自评、小组互评、教师点评。

(三) 思考并实践

请根据案例进行分析讨论,奶奶可能存在哪些方面的问题。要求学生能熟练地进行老年能力评估操作,并能用语言和肢体语言疏导老年人不良情绪。

<h2 style="text-align:center">任务评价表</h2>

组名：		组员姓名：			日期：				
评价内容		自我评价			教师评价			企业导师评价	
学习目标	评价内容	优	良	中	优	良	中	优	良 中
知识目标	口述老年人生理和心理特征								
	口述"生活康复"理念								
	口述老年介护的基本原则								
	口述介护的三大原则								
能力目标	能够正确使用医疗结局研究简表进行评估								
	能够正确使用 Barthel 指数和 FAQ 量表评估老年人 ADL 能力								
	能够正确使用老年抑郁量表和焦虑量表评估老年人精神情况								
素质目标	具有爱心、耐心、细心的工作态度								
	具有团队协作的工作意识								
	具有良好的沟通的能力								
技能实训	为老年人完成能力评估								
小组合作	小组全员参与								
	小组成员相互配合								
	小组工作氛围融洽								
整体评价	□ 优秀　　□ 良好　　□ 合格								
教师建议									

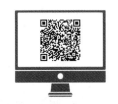

项目二
移动移乘介护实务

　　我国约有 4000 万失能、半失能老年人,"一人失能、全家失衡"是这些老年人家庭的真实写照。2021 年 11 月发布《中共中央国务院关于加强新时代老龄工作的意见》,重点指出各地要根据财政承受能力,制定基本养老服务清单,对健康、失能、经济困难等不同老年人群体,分类提供养老保障、生活照料、康复照护、社会救助等适宜服务。清单要明确服务对象、服务内容、服务标准和支出责任,并根据经济社会发展和科技进步进行动态调整。

　　《意见》指出要加强失能老年人长期照护服务和保障,完善从专业机构到社区、家庭的长期照护服务模式。按照实施国家基本公共卫生服务项目的有关要求,开展失能老年人健康评估与健康服务。依托介护院(中心、站)、社区卫生服务中心、乡镇卫生院等医疗卫生机构以及具备服务能力的养老服务机构,为失能老年人提供长期照护服务。发展"互联网＋照护服务",积极发展家庭养老床位和介护型养老床位,方便失能老年人照护。

 知识目标

(1) 了解人体力学在介护服务中的应用;

(2) 了解常见体位和偏瘫良肢位;

(3) 了解移动移乘辅具的使用方法和安全注意事项。

 能力目标

(1) 了解老年人运动能力评估的方法;

(2) 能根据评估得出的老年人的情况,选择正确的移动移乘介护服务并操作;

(3) 掌握移位、移乘、移动介护的基本操作技能。

 素质目标

(1) 培养介护服务工作中的安全意识、服务意识、自我保护意识;

(2) 培养尊老爱老的意识和行为习惯。

任务一　移动移乘介护基础

运动能力的退化和丧失直接影响日常生活质量,是老年人晚年生活面临的主要问题,同时也是介护服务的主要内容和基础性内容。为了完成这项基本工作,介护人员需要从人体的运动原理知识入手,通过对老年人运动能力退化的情况和运动能力评价体系的理解,在掌握了移动移乘介护服务的基本原则基础上,为移动移乘的介护服务技能做好理论知识储备。

一、移动移乘介护

介护服务中的移动是指身体姿态或位置的相对改变或移动,例如在床上翻身、从卧室去餐厅等,移乘则是指从床到轮椅、从轮椅到坐便器等。移动移乘介护是介护服务中频繁进行的重要动作。

从老年人的角度出发,大部分老年人之所以需要介护的帮助,无法独立完成各种身体活动是主要原因之一。此外,关节的老化相对较快且对人体的运动能力影响较大,再加上影响运动功能的老年常见疾病较多,因此相对于其他身体能力的退化,老年人会出现身体活动困难,特别是行走、移动困难的情况较早也较为普遍,由此导致的行走、移动困难会直接影响老年人的正常生活。

对于介护人员而言,由于移动移乘介护服务频繁、重复出现,过程中需要消耗体力,因此对介护人员的负担较重,容易导致身体疲劳,严重时甚至有可能引发安全事故,造成老年人和介护人员的身体伤害。

二、常见介护体位

体位是指机体所处的一种姿势状态。对健康人而言,维持体位或体位转换是非常简单的身体动作,老年人由于疾病或身体残障等原因导致出现不同程度困难。在介护过程中为老人选择合适的体位、采用正确的体位转换方法、纠正不当体位等都是增加老人舒适度的介护方法,也是辅助治疗和康复的重要措施之一。

介护服务中常见的体位包括站位、坐位和卧位。

(一) 站位

站位,又称立位,即身体直立双脚着地的状态。

人体移动时常见体位,这种体位双脚为支持面,支持面小,稳定性差,容易摔倒,但灵活性最强,是人体运动功能正常的体现。

(二) 坐位

坐位是人在清醒时最常见的体位。坐位主要分为端坐位、椅坐位、半坐位。

1. 端坐位

靠着腰的力量维持姿势,膝盖弯曲90°,双脚踩在地面上的状态。支持面为臀部和双脚脚底,上半身需要依靠自身的力量保持稳定状态(如图2-1所示)。床边坐位适合偏瘫或者虚弱老年人做平衡训练。

2.椅坐位

老人坐在轮椅或者椅子上,脊柱伸直,后背垫枕头,在轮椅前方放置一个可调桌板,手放在桌板上,两手分开,患侧手指自然伸开并掌心向下。双足必须完全踩实,可以是地面或者轮椅踏板,保持踝关节屈曲达到90°,同时注意膝关节正对前方,大腿不能向外偏靠(如图2-2所示)。

臀部完全接触坐面时,为深坐位。臀部有一半以上位置没有接触坐面时,为浅坐位。浅坐位利于保持坐位姿态,但是稳定性较差,一般用于坐位到站位的体位转换,或椅子到轮椅的移动。

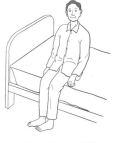

图2-1　端坐位

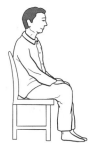

图2-2　椅坐位(深)

3.半坐位

处于水平和垂直坐姿之间,上半身抬起大约15°~45°。半坐姿实现的方式基本都是靠电动护理床,有一些护理床的电子遥控器可以显示角度(如图2-3所示)。

如果老人需要在一定时间内保持这个姿势,建议在膝盖下放一个靠垫,使膝盖微微蜷起,脚下放置软垫。有些护理床有背膝联动的功能,如果背部和膝盖的功能是分开的,先抬膝盖再抬背部,能减轻老人的压力和负担。因为后背抬起,人会自然向下滑,最后双脚会抵在床板上。脚可能夹在床板与床垫之间,发生事故。膝盖蜷缩能缓解腹压,提高舒适度,有利于维持半坐位体位。

该体位常用于床上饮食介护,尤其是鼻饲介护操作。对于有呼吸系统疾病的老年人,半坐位可以减轻肺循环负担,有利于胸廓肺部的呼吸,从而减轻呼吸困难带来的影响。长时间的半坐位会导致下肢感觉不时,此时可通过调节倾斜角度加以调整。

长坐位:脊柱伸直,枕头垫在老人后背,以便老人进行主动控制头部活动,髋关节屈曲90°,膝关节伸直。在护理床上一般配有小桌板,在小桌板上放上小被子、小靠垫、用毛巾垫一下,老人的手可以放在桌子上,以防止肘部组织受压(如图2-4所示)。

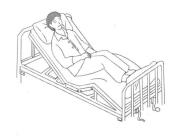

图2-3　半坐位

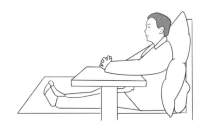

图2-4　长坐位

稳定的体位,例如坐位或者半坐位,可能防止心肺功能下降、便秘和褥疮。坐姿与卧姿相比,对身体具有更强的刺激,更利于观察周围的环境,对心理产生积极作用。同时,方便与周边的人交流、沟通,更趋于正常人的生活状态。

(三) 卧位

卧位时,体重的支撑面最大,安全稳定性最佳。卧位又可以分为平卧位、侧卧位、俯卧位。

1. 平卧位

面部朝上的卧位(如图2-5所示)。这种体位的基底支持面最大,稳定性最大,肌肉最放松。但平卧位对某些部位,如头部的枕秃部位、肩胛骨、骶骨、足跟等部位会产生的持续压迫,长时间保持平卧位,容易引起血液循环障碍,导致压疮。

2. 侧卧位

身体向左右一侧侧卧的卧位(如图2-6所示)。侧卧位由于支撑面变小,体位保持相对仰卧位困难,此时,可以手臂屈曲,上部腿弯曲下部腿伸直,利用翻身垫保持体位。

侧卧位通常在协助失能老人床上穿脱衣、床上擦浴、床上排泄介护时使用。对于长期卧床的失能老人,为了预防压疮,会交替采用平卧位和侧卧位。

3. 俯卧位

腹部朝下,面部偏向一侧的卧位(如图2-7所示)。适合腰部、背部、臀部有伤口不能侧卧或仰卧位的老人。老年人胃胀气时俯卧位可以缓解疼痛。

俯卧位需要考虑胸腹部的压迫以及颈部、面部的侧屈方向对人的影响。老年人的颈椎可动性普遍较差,或者有颈椎疾病,应避免长时间保持俯卧位。

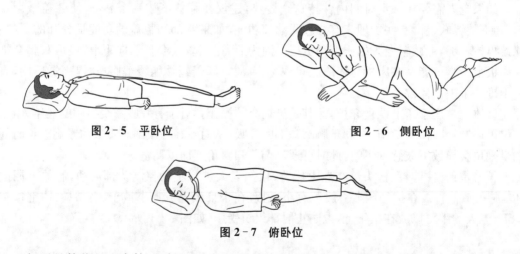

图2-5 平卧位　　　　　　　　　　　　　图2-6 侧卧位

图2-7 俯卧位

舒适的体位是以身体面受压,而不是以点受压。在介护服务过程中会遇到很多肌肉萎缩、肌肉挛缩的老人,他们的身体已经不是平面,即使是仰卧或者侧卧,都会出现点受压的状态,从而导致肌肉一直处于紧张状态,加速肌肉萎缩。这种情况下,除了找到让老人相对舒服的姿势以外,可以通过靠垫、枕头、毛巾、软垫等在手腕、脚腕、腋下,身体的各种空隙填满填平,形成舒适的体位,可以有效防止老人身体残存功能下降。

需要注意的是,长时间保持卧位,使得肢体以及内脏刺激减少,容易引起肢体和内脏功能低下,若不及时调整体位,会进一步引起肌肉关节失用、肢体无力、起立性低血压、便秘、呼吸功能减弱、大脑功能下降等症状。针对已经不能离床的老人,介护人员可以帮助他们转移到轮椅。如果不能实现,就用多功能电动护理床把长者推到公共空间,通过背膝联动功能,在床上实现坐位,让他看到周围的环境,与大家交流。

三、人体力学

人体力学是运用力学原理研究人在日常生活及工作中如何维持和掌握身体正常平衡,使身体各部分保持合适姿势,预防和纠正不正确的身体姿势。主要包含以下内容:扩大支撑面积、降低重心、缩小服务对象、靠近服务对象身体、使用大肌肉群、水平移动、杠杆原理、脚尖指向动作方向。

(一) 扩大支撑面积

支撑面是最外侧的支撑点连线围成的平面,人体的支撑面是人或物体与地面接触的各支点的表面构成的。支撑面可为站立、提重物或移动时提供稳定性。各支点之间的距离越大,物体的支撑面积越大,稳定性越好(如图2-8所示)。支撑面小,则需付出较大的肌肉拉力,以保持平衡稳定。例如单脚站立时,为了维持人体平衡稳定,肌肉必须用较大的拉力。

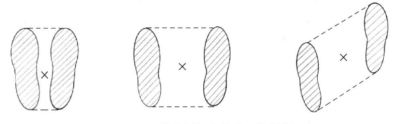

图2-8 双脚位置与身体重心的支撑面

扩大支撑面可以增加人或物体的稳定性。介护服务人员在照护过程中,双脚前后左右错开,扩大支撑面积稳定身体,就不会因为老人突然向自己倒过来,介护服务人员自己重心不稳而跟老人一起跌倒。以这种姿势的站立,介护服务人员将老人从床移动到轮椅时,重心稳定,就能起到足够的支撑保护作用。

观察图2-9会发现基本站位、借助拐杖站位和平躺或平坐在地上的三种不同姿势稳定性的区别。因为支撑面积大,坐在地上一定是最稳定的。

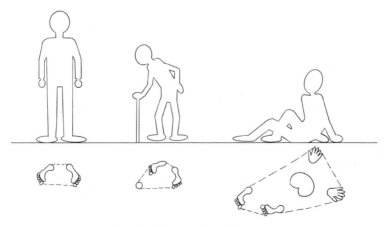

图2-9 不同站位的支撑面积

（二）降低重心

重力的作用所集中的一点称为物体的重心。当物体的组成成分均匀时,重心位于它的几何中心。如物体的形状发生变化时,重心的位置也会随之变化。人体重心的位置随着躯干和四肢的姿势改变而改变。如把手臂举过头顶,重心随之升高;当身体下蹲时,重心下降。物体的重心高度与稳定性成反比,重心越低稳定性越大。

例如协助老人从床上移动到轮椅时,如果介护人员站立着完成介护过程,基底面积不够,不够稳定,而且只是靠腿和上臂、腰部的力量,损耗的是膝盖和腰部。尝试把重心降低,保持稳定的姿势,活用下肢肌肉力量,运用大腿肌肉的力量完成这个动作,就能有效减少对膝盖和腰部的损耗。

（三）缩小服务对象

介护服务人员照顾老人时,尽量缩小老人所占的空间面积。比如翻身或者让他起身时,建议老人屈膝,身高从1米6变成了1米5,这个过程就是缩小服务对象。

缩小服务对象有什么好处呢? 大家可以实验一下,让家人躺在床上,通过收缩下肢,收拢上肢,蜷起身体的动作,将身体收缩至较小范围屈膝躺。对比完全平躺和屈膝躺两种体位下为他翻身,就会发现后者需要的力气小很多,对介护服务人员腰部、背部、腿部的伤害也会减小。

老人起身时,让他后背、头部尽量起来,往自己肚子的方向缩一点,介护对象就变得更小了,对比上身完全挺直的情况,所需的力量又会减小。通过将老人的双手、双脚、身体各部分进行交叠、折叠,减少与床的接触面积,从而减少身体与床之间的摩擦阻力,降低移动介护的负担(如图2-10所示)。

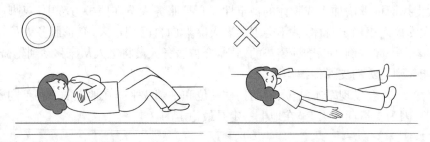

图2-10　缩小介护对象与床的接触面积

（四）靠近服务对象身体

在各种移动移乘的过程中,介护人员应当将自己的身体跟老人的身体尽可能贴近。因为介护人员和老人是两个重心,两个重心同时移动,过程会非常不稳定,就像移动重物箱一样,一定要把重物箱抱在胸前移动。同理,如果老人没有办法向我们靠近,介护人员一定要将自己身体靠近老人,使自己和老人的重心尽量贴近。这样可以增强移动过程中介护动作的安定性、稳定性,同时有效减轻介护人员的腰腿部伤害。

（五）使用大肌肉群

人体的肌肉有大有小，力量也不相同。相邻的肌肉会形成肌肉群，主要包括胸部肌群、背部肌群、腿部肌群。大肌肉群相对于其他部位的肌肉，具有力量大，相对不易疲劳的特点。通过大肌肉群发力，可以获得更加稳定的力量输出。每天的介护工作对于介护人员腰部和膝盖的损耗较大，如何运用其他大关节、大肌肉群去减轻腰部和膝盖的损耗非常重要。

在介护过程中，要更加活用大臂肌肉、腹肌、背肌、大腿肌肉等主要大肌肉群，例如，在帮助老年人床上翻身时，不能仅使用上肢或手部的力量帮助老年人翻身，而可以在保持上肢稳定情况下，通过下蹲、俯仰等全身动作来完成动作。

使用大肌肉群还可以有效分散力量。在移动中，靠向老人身体、重心合一，把压力分散到身体各个部位，减少对主要部位的负担，对于延长介护人员的职业生涯和寿命是非常有效的办法。

（六）水平移动

想象一下，练太极时，不但人的重心低，而且尽量保持在一个水平线上移动。人在整个过程中重心平移，因此练太极的人身体非常稳定。水平移动是希望大家在介护过程中找到和老人重心一样的点，沿水平方向移动，免受重力影响轻松完成动作。不仅老人被照顾得很舒心，我们的身体负担、压力也最小。

（七）杠杆原理

杠杆原理是力学中的经典原理，也是"少花力，多办事"的理论基础。

古希腊物理学家阿基米德曾经说："给我一个支点，我就能撬起整个地球。"讲述的就是杠杆原理（如图 2-11 所示）。

移动移乘介护以介护人员向老人施加力量的动作为主，且次数多，频率高，力量需求大。长期的、持续性的移动移乘介护服务会对介护人员的身体带来较大的负担。除了使用机械或辅助器材以外，为减少介护人员的负担，在次数、频率无法减少的情况下，减少力量就显得意义重大。

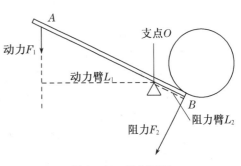

图 2-11　杠杆原理

以床上卧位到坐位体位变换为例（如图 2-12 所示），在尽可能缩小服务对象后，老人与床的接触面只是臀部一个点，那个点就是杠杆原理当中的支点。介护人员一只手抱住老人双腿，一只手抱住老人肩部，通过支点旋转，协助老人到床边坐位。老人可以很轻松地坐起来，介护人员的腰腿也不会那么累。如果只用腰部力量，往往操作三四次就特别累，造成腰疼、腿疼。

同样，在协助老人床上体位变换时，以介护人员的手肘和膝盖为杠杆，以老人身体与床接触的某个点作为支点，活用杠杆原理，可以比较轻松完成。

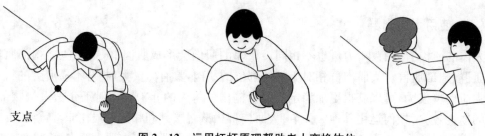

支点

图 2 - 12　运用杠杆原理帮助老人变换体位

(八) 脚尖指向动作方向

在介护服务过程中,为了保证介护人员的身体不发生扭曲、歪斜,始终处于稳定状态,介护人员脚尖要指向动作移动方向。例如从床移动到轮椅,介护人员靠近轮椅的脚尖应该指向轮椅方向,老人的健侧脚也可以向轮椅方向移动。如果指向床的方向,在移动过程中脚尖转换方向,容易造成重心变化,失去稳定。

在实际的介护服务操作中,需要介护人员将这些原则结合实际情况加以利用,在提供安全、有效、舒适的介护服务操作的基础上,尽可能减少自身体力消耗和负担。

四、废用综合征

(一) 定义

废用综合征是指老人因长期卧床不活动,或活动量不足及各种刺激减少,全身或局部的生理功能衰退,出现了关节挛缩、肺部感染、压疮、深静脉血栓、便秘、肌肉萎缩、肺功能下降,甚至智力减退等症状。它产生的原因有以下几点:

1. 由于原发病的性质及病情,为了治疗需要长期保持安静或者卧床状态;
2. 脑卒中导致严重的运动障碍;
3. 精神抑郁者常处于静止不动,不活跃状态;
4. 有严重感觉障碍者,特别是深感觉障碍,因缺少刺激而减少活动;
5. 因疼痛限制肢体或者躯体活动;
6. 长期使用支具,石膏,夹板固定,限制肢体或躯体活动。

有老年医学研究发现,身体各部位不活动的话,一周之后体力就会下降10%～15%,持续2周的话下肢肌肉就会萎缩20%。定时为老人变换体位,为偏瘫老人摆放良肢位,指导老人进行关节被动和主动活动,这些措施不仅可有效避免卧床老年人压疮、肢体痉挛等并发症的出现,也会对老人恢复期的康复进程产生深远的影响。

(二) 压疮

压疮又称压力性溃疡、褥疮,是由于局部组织长期受压,发生持续缺血、缺氧、营养不良而致组织溃烂坏死。长期压疮会导致肌肉组织坏死,并引发感染,据有关文献报道,每年约有6万人死于压疮并发症。压疮是长期卧床的患者,其体位固定不变导致局部血管、神经受压迫、血流受阻、组织营养不良坏死而导致。诱发以及加重压疮的因素也比较多,常见的包括外伤或者骨折之后使用夹板、绷带、石膏时衬垫不当,松紧不适,慢性消耗性疾病或者病情严重导致身体抵抗力下降,还有就是肢体瘫痪,大小便失禁与浸泡。另外,神经功能伤害、营养失调、代谢障碍,导致局部组织出现损害而引起的局部血液循环障碍,引起皮肤全层的坏死。因此及时(入住后 8 小时内)、动态、客观、综合、有效地进行结构化风险评估,判断危险因素、识别压疮发生的高危人群及确定易患部位,从而对压疮高危人群制订并采取个体化预防措施是有效预防压疮的关键。

五、介护前评估

(一) 跌倒风险评估

跌倒最大的危害是导致骨折。例如常说老年人髋部骨折,是人生最后一次骨折。老年人身体机能明显退化,同时很多老年人伴有各种老年病,而骨折后长期卧床,可能会引起致命性的肺部感染、深静脉血栓、久卧容易引起褥疮;消化系统也会随之经受挑战,营养摄入成问题;心脑血管系统可能经此打击后,彻底停止运转。更有老年人,在旷日持久的治疗中,多器官功能衰竭。因此跌倒成为 65 岁以上年龄的老年人因伤害致死的第一位原因,预防老年人跌倒是介护服务的重中之重。

Morse 跌倒风险评估量表		
项目	评价标准	得分
1. 跌倒史	近三个月内无跌倒史	0	
	近三个月内有跌倒史	25	
2. 超过 1 个医学诊断	没有	0	
	有	15	
3. 行走辅助	不需要/完全卧床/有专任扶持	0	
	拐杖/手杖/助行器	15	
	依扶家具行走	30	
4. 静脉输液/置管/使用特殊药物	没有	0	
	有	20	
5. 步态	正常/卧床休息/轮椅代步	0	
	虚弱乏力	10	
	平衡失调/不平衡	20	
6. 认知状态	了解自己能力,量力而行	0	
	高估自己能力/忘记自己受限制/意识障碍/躁动不安/沟通障碍/睡眠障碍	15	
评分标准:跌倒低危人群:<25 分;跌倒中危人群:25～45 分;跌倒高危人群:>45 分		

(二) 平衡能力评估

平衡是指身体所处的一种姿态在运动或受到外力作用时,能自动调整维持所需姿势的过程。平衡与步行能力关系密切,与跌倒风险密切相关。

1. 老年人平衡能力测试

在做平衡能力测试时,应有工作人员在旁边保护,以防止老年人不慎跌倒。

(1)静态平衡能力

原地站立,按描述内容做动作,尽可能保持姿势,根据保持姿势的时间长短评分。

评分标准:≥10秒得0分;5至9秒得1分;0至4秒,得2分。

静态平衡能力测试		
测试项目	描述	得分
双脚并拢站立	双脚同一水平并列靠拢站立,双手自然下垂,保持姿势尽可能超过10秒。	
双脚前后位站立	双脚成直线一前一后站立、前脚的后跟紧贴后脚的脚尖,双手自然下垂,保持姿势尽可能超过10秒。	
闭眼双脚并拢站立	闭上双眼,双脚同一水平并列靠拢站立,双手自然下垂,保持姿势尽可能超过10秒。	
不闭眼单脚站立	双手叉腰,单腿站立,抬起脚离地5cm以上,保持姿势尽可能超过10秒。	

(2)姿势控制能力

选择带扶手的椅子,完成坐下和站立;找一处空地,完成下蹲和起立,根据动作完成质量评分。

评分标准:能够轻松坐下起立而不需要扶手得0分;能够自己坐下起立,但略感吃力,需尝试数次或扶住扶手才能完成得1分;不能独立完成动作得2分。

姿势控制能力测试		
测试项目	描述	得分
由站立位坐下	站在椅子前面,弯曲膝盖和大腿,轻轻坐下。	
由坐姿到站立	坐在椅子上,靠腿部力量站起。	
由站立位蹲下	双腿分开站立与肩同宽,弯曲膝盖下蹲。	
由下蹲姿势到站立	由下蹲姿势靠腿部力量站起。	

(3)动态平衡能力

设定一个起点,往前直线行走10步左右转身再走回到起点,根据动作完成的质量评分将得分填写在得分栏。

动态平衡能力测试			
测试项目	描述	评分标准	得分
起步	① 能立即迈步出发不犹豫 ② 需要想一想或尝试几次才能迈步	=0 =1	
步高	① 脚抬离地面,干净利落 ② 脚拖着地面走路	=0 =1	

(续表)

动态平衡能力测试			
测试项目	描述	评分标准	得分
步长	① 每步跨度长于脚长 ② 不敢大步走,走小碎步	=0 =1	
脚步的匀称性	① 步子均匀,每步的长度和高度一致 ② 步子不均匀,时长时短,一脚深一脚浅	=0 =1	
步行的连续性	① 连续迈步,中间没有停顿 ② 步子不连贯,有时需要停顿	=0 =1	
步行的直线性	① 能沿直线行走 ② 不能走直线,偏向一边	=0 =1	
走动时躯干平稳性	① 躯干平稳,不左右摆晃 ② 摇晃或手需向两边伸开来保持平衡	=0 =1	
走动时转身	① 躯干平稳,转身连续,转身时步行连续 ② 摇晃,转身前需停步或转身时脚步有停顿	=0 =1	

将三项测试得分相加得到总分,对应跌倒风险如下:

平衡能力测试分值	跌倒风险
0 分	平衡能力佳
1～4 分	平衡能力尚可,但已经开始降低,跌倒风险增大
5～16 分	平衡能力受到较大削弱,跌倒风险较大,高于一般老年人群
17～24 分	平衡能力较差,很容易跌倒造成伤害

2. Berg 量表

Berg 平衡量表(Berg balance scale,BBS)是目前国外临床上应用最多的平衡量表。量表通过观察多种功能活动来评价老人重心主动转移的能力,对老人坐、站位下的动、静态平衡进行全面检查。Berg 平衡量表与跌倒风险度具有高度相关性。

检查工具包括秒表、尺子、椅子(有扶手,高度要适当)、小板凳和台阶。

Berg 平衡量表			
项目	指令	评分	得分
1. 由坐到站	尽量不用手支撑,站起来	4分　不用手扶能够独立站起来且保持稳定 3分　扶着扶手能够独立地站起来 2分　几次尝试后自己扶着扶手站起来 1分　需要他人少量帮助才能够站起来或保持稳定 0分　需要他人中等或大量帮助才能够站起来或保持稳定	

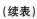

项目	指令	评分	得分
2. 无支持站立	请在无支撑的情况下站立2分钟	4分 能安全的独立站立2分钟 3分 在监护下能站立2分钟 2分 能独立站立30秒 1分 尝试几次才能独立站立30秒 0分 不能独立站立30秒 （如果测试对象能安全的独立站立2分钟，那么项目3得满分，直接进入项目4）	
3. 无靠背坐位，但双脚着地或放在一个凳子上	两手抱胸坐2分钟（背部无支持，脚可踩在地上、矮凳上）	4分 能安全无协助并保持坐位2分钟 3分 在监护下保持坐位2分钟 2分 能独立坐30秒 1分 能独立坐10秒 0分 没有靠背支持不能坐10秒	
4. 从站立位坐下	请坐下	4分 需要很少帮助（手支撑）就能安全坐下 3分 借助双手能够控制身体下降 2分 用小腿后部顶住椅子来控制身体下降 1分 能独立坐下，但不能控制身体下降 0分 需要他人帮助才能坐下	
5. 转移	从床转移到椅子	4分 稍用手扶就能够安全地转移 3分 绝对需要用手扶着才能够安全地转移 2分 需要口头提示或监护才能够转移 1分 需要一个人的帮助 0分 为了安全，需要两个人的帮助或监护	
6. 无支持闭目站立	闭眼站立10秒	4分 能够安全地站立10秒 3分 监护下能够安全地站立10秒 2分 能站3秒 1分 闭眼不能达3秒钟，但站立稳定 0分 为了不摔倒而需要两个人帮助	
7. 双足并拢站立	无支撑下双足并拢站立	4分 能够独立地将双脚并拢并安全地站立1分钟 3分 能够独立地将双脚并拢并在监护下站立1分钟 2分 能够独立地将双脚并拢，但不能保持30秒 1分 需要别人帮助将双脚并拢，但能够双脚并拢站立15秒	
8. 站立位上肢前伸	抬起上肢成90°符号，伸开手指尽可能向前	上肢向前伸展达水平位，检查者将一把尺子放在肢尖末端，手指不要触及尺子。测量的距离是测试对象身体从垂直位到最大前倾位时手指向前移动的距离。如有可能，要求测试对象伸出双臂以避免躯干的旋转。 4分 能够向前伸出>25厘米 3分 能够安全地向前伸出>12厘米 2分 能够安全地向前伸出>5厘米 1分 上肢能够向前伸出，但需要监护 0分 在向前伸展时失去平衡或需要外部支持	

Berg 平衡量表			
项目	指令	评分	得分
9. 站立位时从地面捡起物品	站立位捡起脚前面的拖鞋	4分　能够轻易地且安全地将鞋捡起 3分　能够将鞋捡起,但需要监护 2分　伸手向下达2~5厘米,且独立地保持平衡,但不能将鞋捡起 1分　试着做伸手向下捡鞋的动作时需要监护,但仍不能将鞋捡起 0分　不能试着做伸手向下捡鞋的动作,或需要帮助免于失去平衡或摔倒	
10. 转身360度	左转看身后,再右转看身后	在测试对象背后直接观察,鼓励测试对象转身 4分　从两侧向后看,体重转移良好 3分　仅从一侧向后看,另一侧体重转移较差 2分　仅能转向侧面,但身体的平衡可以维持 1分　转身时需要监护 0分　需要帮助以防身体失去平衡或摔倒	
11. 转身一周	顺时针转身一周,暂停,再逆时针转身一周	4分　在≤4秒的时间内安全地转身360度 3分　在≤4秒的时间内仅能从一个方向安全地转身360度 2分　能够安全地转身360度但动作缓慢 1分　需要密切监护或口头提示 0分　转身时需要帮助	
12. 双足交替踏台阶	无支撑下双足交替踏台阶(或矮凳)	4分　能够安全且独立地站立,在20秒时间内完成8次 3分　能够独立地站立,完成8次时间>20秒 2分　无需辅助具在监护下能够完成4次 1分　需要少量帮助能够完成>2次 0分　需要帮助以防止摔倒或完全不能做	
13. 双足前后站立	一只脚向前迈步	(示范)一只脚向前迈步。如果不能直接向前迈步,尽量向前迈远点,前脚的脚跟在后脚的脚趾前,步长需超过脚长,步宽需约等于测试对象的正常步宽。 4分　能够独立地将双脚一前一后地排列(无间距)并保持30秒 3分　能够独立地将一只脚放在另一只脚的前方(有间距)并保持30秒 2分　能够独立地迈一小步并保持30秒 1分　向前迈步需要帮助,但能够保持15秒 0分　迈步或站立时失去平衡	
14. 单腿站立	无支撑下单脚站尽可能长时间	4分　能够独立抬腿并保持时间>10秒 3分　能够独立抬腿并保持时间5~10秒 2分　能够独立抬腿并保持时间>3秒 1分　试图抬腿,不能保持3秒,但可以维持独立站立 0分　不能抬腿或需要帮助以防摔倒	
总分			

Berg 量表对应跌倒风险如下：

Berg 量表分值	跌倒风险	行走能力
0~20 分	平衡功能差	需乘坐轮椅
21~40 分	有一定的平衡能力	可在辅助下步行
<40 分	有跌倒的危险	
<45 分	跌倒风险增大	45 分通常作为老年人跌倒风险的临界值
41~56 分	平衡功能较好	可独立步行

3. 平衡测试仪评估

专业的平衡测试仪器设备采用高精确度的压力传感器和电子计算机技术，设备由受力平台、显示器、电子计算机及专用软件等组成，能够控制和分析感觉信息的输入、评估躯体感觉、视觉、前庭平衡系统对姿势控制的作用与影响。其结果准确可靠，但成本很高。

（三）压疮风险评估

常用的风险评估工具包括 Braden 危险因素评估表、Norton 压疮风险评估量表等。应用压疮风险评估工具时需根据病人的具体情况进行动态评估，并及时修正措施，实施重点预防。

1. Braden 危险因素评估表

Braden 危险因素评估是目前国内外用来预测压疮发生的较为常用的方法之一（如表 2-1 所示），对压疮高危人群具有较好的预测效果，且评估简便、易行。Braden 危险因素评估表的评估内容包括感觉、潮湿、活动力、移动力、营养及摩擦力和剪切力 6 个部分。总分值范围为 6~23 分，分值越少，提示发生压疮的危险性越高。评分小于 18 分提示老年人有发生压疮的危险，建议采取预防措施。

表 2-1 Braden 危险因素评估表

项目/分值	1	2	3	4
感觉:对压力相关不适的感受能力	完全受限	非常受限	轻度受限	未受损
潮湿:皮肤暴露于潮湿环境的程度	持续潮湿	潮湿	有时潮湿	很少潮湿
活动力:身体活动程度	限制卧床	坐位	偶尔行走	经常行走
移动力:改变和控制体位的能力	完全无法移动	严重受限	轻度受限	未受限
营养:日常食物摄取状态	非常差	可能缺乏	充足	丰富
摩擦力和剪切力	有问题	有潜在问题	无明显问题	—

2. Norton 压疮风险评估量表

Norton 压疮风险评估也是目前公认用于预测压疮发生的有效评分方法（如表 2-2 所示），特别适用于老年病人的评估。Norton 压疮风险评估量表评估 5 个方面的压疮危险因素：身体状况、精神状态、活动能力、灵活程度及失禁情况。总分值范围为 5~20 分，分值越少，表明发生压疮的危险性越高。评分为 14 分，提示易发生压疮。由于此评估表缺乏营养状态的评估,使用时需补充营养状态相关内容。

表 2 - 2 Norton 压疮风险评估量表

身体状况	精神状态	活动能力	灵活程度	失禁情况
良好 4	思维敏捷 4	可以走动 4	行动自如 4	无失禁 4
一般 3	无动于衷 3	需协助 3	轻微受限 3	偶有失禁 3
不好 2	不合逻辑 2	坐轮椅 2	非常受限 2	经常失禁 2
极差 1	昏迷 1	卧床 1	不能活动 1	二便失禁 1

3. 易患部位

长期受压及缺乏脂肪组织保护、无肌肉包裹或肌层较薄的骨隆突处。卧位不同,受压点不同,好发部位亦不同(如图 2 - 13 所示)。

仰卧位:好发于枕骨粗隆、肩胛部、肘部、脊椎体隆突处、骶尾部及足跟部。

侧卧位:好发于耳郭、肩峰、肋骨、肘部、髋部、膝关节内外侧及内外踝处。

俯卧位:好发于面颊部、耳郭、肩部、女性乳房、男性生殖器、脚脊、膝部及足尖处。

坐位:好发于坐骨结节处。

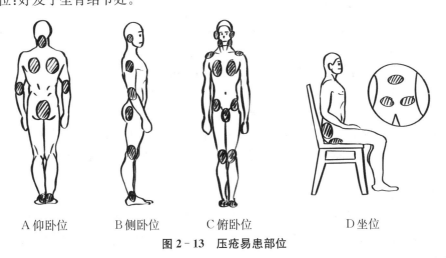

A 仰卧位   B 侧卧位   C 俯卧位   D 坐位

图 2 - 13 压疮易患部位

(四) 肌力肌张力评估

肌力是指肌肉或肌群收缩时所产生的最大力量。肌力评估是评估老年人在主动运动时肌肉或肌群的收缩力量,从而评估肌肉的功能状态或受损的程度,是制订康复治疗方案、介护等级的重要依据。肌力评估的方法根据是否使用器械,分为徒手肌力检查(manual muscle test,MMT)和器械肌力评估。

1. 徒手肌力评估

徒手肌力评估是一种不借助任何器材,仅靠介护人员徒手对老年人进行肌力测定的方法,简洁易操作。MMT 让老年人处于不同的评估位置,指示其在减重、抗重力或抗阻力的状态下做一定的动作,并使动作达到最大的活动范围。根据肌肉活动能力及抗重力或抗阻力的情况,按肌力分级标准来评估级别的一种肌力检查法。

标准的徒手肌力评估的检查具体程序为：

① 正确摆放老年人的体位及检测部位的位置。

② 充分暴露测试对象的受测试部位，固定好检测肌肉肢体近端。

③ 检查受测试部位的肌肉轮廓，比较两侧肢体同名肌肉的对称性测量两侧肢体的周径大小。

④ 让受试肌肉做标准的测试动作。观察该肌肉完成受试动作的能力，必要时由介护人员用于施加阻力，评估该肌肉的收缩力量。

级别	名称	标准	相当于正常肌力的%
0	零	无可测知的肌肉收缩	0
1	微缩	有轻微收缩，但不能引起关节活动	10
2	差	在减重状态下能做关节全范围运动	25
3	尚可	能抗重力作关节全范围运动但不能抗阻力	50
4	良好	能抗重力、抗一定阻力运动	75
5	正常	能抗重力、抗充分阻力运动	100

Lovett 分级标准

2. 肌力的器械评估

为取得较精确的肌力定量数据，可用专门的器械进行测试。

目前常用的器械检查设备有握力计、捏力计、背拉力计、四肢肌群肌力综合测力器、等速肌力测试仪等。器械肌力测试虽然仅仅能用于身体的少数部位，并且也只是能对肌群的肌力进行评估，但是它可以比较客观准确的定量评估，现已广泛应用。器械肌力测试根据测试时肌肉的不同收缩方式分为等长肌力检查、等速肌力检查、等张肌力检查 3 种肌力评估方法。

3. 肌张力评估

肌张力是指肌肉在静止松弛状态下的紧张度，即肌肉放松状态下被动活动肢体或按压肌肉时所感觉到的阻力。通常，肌张力的评估是以触摸肌肉的硬度及屈伸关节时感知的阻力作为评估依据。

急性脑卒中及急性脊髓损伤时，可出现一次性肌张力降低。脑卒中、帕金森病等，可出现肌张力增高。在检查老年人肌张力有无异常时要全面了解病情，比较身体的患侧和健侧，正确评估结果。

（五）关节可动范围评估

人体的关节较多，就移动移乘介护服务操作而言，主要关注老年人的颈部关节、肩部关节、肘部关节、手部关节、膝关节、髋关节的可动范围。一般观察方法如下：

颈部关节：观察老年人的头部俯仰范围，以身体中心线为轴的旋转范围。

肩部关节：观察老年人的上臂前伸，后张的范围。

肘部关节：观察老年人的肘部开合角度范围。

手部关节：观察老年人的手腕部的俯仰范围，旋转范围；指关节的弯曲能力。

膝关节:观察老年人的膝盖弯曲情况和弯曲范围。

髋关节:观察老年人在仰卧位时的下肢在伸直和弯曲状态下的外旋,内旋范围。

在确定老年人的各个关节的可动范围后,应当确保移动移乘介护操作不能超过其范围,并尽量留有余地。

通过定期评估能及时掌握老年人身体情况,方便介护人员配合医师、康复师共同调整介护服务内容。介护人员在开展各种服务操作前要确认介护对象具体情况,选择合适的移动移乘介护方式。

任务二　介助老人的移动移乘操作

随着人体进入老年期,身体开始出现各种能力退化现象,其中运动系统的退化导致的运动能力的退化,以及神经系统的退化导致的感知觉能力,反应能力的退化会加剧运动能力的退化,这是一个复杂、缓慢,不可逆转的过程。身体的运动能力直接关系日常生活,其退化是影响老年人日常生活质量的主要原因,也是老年人产生介护需求的主要原因。

一、介助老人常见障碍

(一) 偏瘫

偏瘫,又称半身不遂,是指同一侧上下肢、面肌和舌肌下部的运动障碍,是瘫痪的一种。偏瘫是急性脑血管病的常见症状,是导致人体运动功能障碍的主要原因,也是老年人需要移动移乘介护服务的主要症状。轻度偏瘫病人虽然尚能活动,但在行走时,往往上肢屈曲,下肢伸直,并伴有偏瘫步态。偏瘫严重者常卧床不起,丧失运动和生活能力。

按照偏瘫的程度,可分为轻瘫、不完全性瘫痪和全瘫。

轻瘫:表现为肌力减弱,肌力在 4~5 级,一般不影响日常生活;

不完全性瘫痪:较轻瘫重,范围较大,肌力 2~4 级;

全瘫:肌力 0~1 级,瘫痪肢体完全不能活动。

按照瘫痪的部位,可分为半侧瘫痪(偏瘫)、下肢瘫痪、部分肢体瘫痪、全瘫痪。

1. 半侧瘫痪(偏瘫)

半侧瘫痪,即通常所说的偏瘫,表现为身体的左侧半边或右侧边边瘫痪。通常是由于大脑受到外伤后,一侧大脑或脊髓受到损伤所致,是脑卒中,中风后遗症的常见表现。程度较轻的偏瘫患者仍能够独立完成各种身体动作,或者只需介助即可完成;偏瘫程度较重的患者只能完成有限的身体动作,其他动作需要协助。

2. 下肢瘫痪

腰部以下的双腿部分瘫痪。通常是由脊髓损伤所致。上肢运动能力依然存在,因此在生活中的活动多用上肢完成。站立,行走等需要下肢的动作需要协助。

3. 部分肢体瘫痪

四肢的某一部分瘫痪。患者的基本动作不会受到太大的影响,需要部分介护服务。

4. 全瘫痪

两侧身体及上下肢全部瘫痪。通常是由于大脑、脑干、脊髓受损所致。由于上肢也出现瘫痪现象,因此患者连坐位也无法保持,几乎所有的身体动作都需要协助。

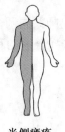 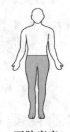 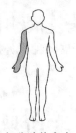 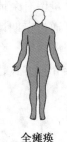

半侧瘫痪   下肢瘫痪   部分肢体瘫痪   全瘫痪

图 2 - 14　偏瘫位置分布

(二) 偏瘫的良肢位摆放

偏瘫是由于中枢神经损伤后失去对肢体的支配而出现的疾病,此类患者的肌肉处于失神经状态,难以自行控制肢体活动,肢体长期处于僵硬、非正常姿势,很容易拉伤关节、肌肉、韧带等组织。偏瘫患者进行良肢位摆放,能够使躯干和肢体保持在一个放松状态,促进大脑形成新的神经环路,对于肢体功能恢复,以及修复大脑受损神经元有一定帮助。定时变换体位进行良肢位摆放,还可以帮助恢复肌肉、关节的功能,避免组织出现拉伤或脱位,也可以预防一些并发症,包括呼吸道感染、泌尿系统感染、压疮等。

具体摆放方法如下(如图 2 - 15 所示):

1. 仰卧位

头部放在枕头上,面部朝向患侧,枕头高度要适当,胸椎不得出现屈曲。患侧臀部下方垫一个枕头,使患侧骨盆向前突,防止髋关节屈曲、外旋。患侧肩关节下方垫一个小枕头,使肩胛骨向前突,上肢肘关节伸展,置于枕上。腕关节背伸,手指伸展。下肢大腿及小腿中部也要置于枕上,防护髋关节外展、外旋。

仰卧位会因受到紧张性颈反射和紧张性迷路反射的影响而出现姿势异常。另外骶部、足跟外侧、外踝等处容易出现压疮,介护服务时要注意观察皮肤状态。

2. 侧卧位(患侧在下)

患侧肩胛带向前伸,肩关节屈曲,肘关节伸展,前臂旋后,腕关节背伸,手指伸展。患侧下肢伸展,膝关节轻度屈曲,健侧下肢髋关节、膝关节屈曲,下面垫一个枕头。背部放一个枕头,躯干可以依靠其上,使躯干呈放松体位。该体位要注意老人头及颈椎上部屈曲下颌内收,患侧上肢向前方伸出,肩关节屈曲角度要小于90°。

该体位是卧位姿势中对患者最有利的体位。这种方式增加了对患侧的感觉输入,有利于患侧功能恢复,可避免诱发或加重痉挛。

3. 侧卧位(健侧在下)

患侧上肢向前伸出,肩关节屈曲约90°,下面用枕头支持,健侧上肢可以自由摆放。患侧上肢尽量前伸,手放在枕上,维持拇指外展、四指伸展位。健侧下肢髋关节伸展,膝关节轻度屈曲。背后放翻身垫,使躯干呈放松状态。该体位有利于患侧肢体的血液循环,预防患肢水肿。

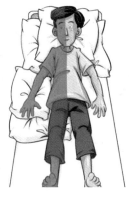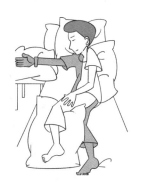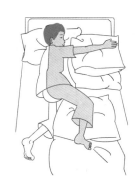

仰卧位　　　　　　侧卧位（患侧在下）　　　　　侧卧位（健侧在下）

图 2 - 15　偏瘫的良肢位摆放

介护服务时要注意,良肢位是偏瘫病人床上的正确体位,但是任何一种体位都是临时性的,不应超过 2 小时,以防发生压疮。夜间睡眠不应强制老人体位,应以舒适、保证休息为主。

（三）衰弱

衰弱是指老年人以肌少症为基本特征的全身多系统（神经、代谢内分泌及免疫等）构成的稳态网体系受损,导致生理储备下降、抗打击能力减退及应激后恢复能力下降的非特异性状态。

《老年失能预防核心信息》指出衰弱是引起老年人失能的重要危险因素。我国 60 岁及以上的社区老年人中约有 10% 患有衰弱,75～84 岁老年人约 15%,85 岁以上老年人约25%,住院老年人约 30%。衰弱老年人在应激状态下可导致一系列不良事件的发生,如功能下降、跌倒、行动不便、失能、住院和死亡的风险增加,与此同时,也造成了医疗资源的消耗和家庭社会负担的加重。

在养老机构和医院常用 Fried 衰弱评估方法。在介护一线常用衰弱筛查量表（FRAIL）进行快速评估。

Fried 衰弱评估方法			
序号	项目	男性	女性
1	体重下降:过去 1 年中,意外出现体重下降>10 磅(4.5 kg)或>5%体重		
2	行走时间(4.57 m)	身高≤173 cm:≥7 s 身高>173 cm:≥6 s	身高≤159 cm:≥7 s 身高>159 cm:≥6 s
3	握力(kg)	BMI≤24.0 kg/m²:≤29 BMI24.1～26.0 kg/m²:≤30 BMI26.1～28.0 kg/m²:≤30 BMI>28.0 kg/m²:≤32	BMI≤23.0 kg/m²:≤17 BMI23.1～26.0 kg/m²:≤17.3 BM26.1～29.0 kg/m²:≤18 BMI>29.0 kg/m²:≤21
4	体力活动(MLTA)	<383 kcal/周 (约散步 2.5 h)	<270 kcal/周 (约散步 2 h)

(续表)

		Fried 衰弱评估方法	
序号	项目	男性	女性
5	疲乏	CES-D 的任何一个问题得分 2～3 分 您过去的 1 周内以下现象发生了几天？ (1) 我感觉我做每一件事都需要经过努力； (2) 我不能向前行走。 0 分:<1 d;1 分:1～2 d;2 分:3～4 d;3 分:>4 d	

注:BMI:体质指数;MLTA:明达休闲时间活动问卷;CES-D:流行病学调查用抑郁自评量表;散步 60 min 约消耗 150 千卡能量。

评分标准：
具备表中 5 条中 3 条及以上被诊断为衰弱综合征;不足 3 条为衰弱前期,0 条为无衰弱健康老人。

	衰弱筛查量表(The FRAIL Scale)
1	您在上周多数时间感到疲劳吗？
2	您能上一层楼梯吗？
3	您能行走一个街区(500 米)的距离吗？
4	您患有五种以上的疾病吗？(心脏病、高血压、卒中、帕金森、糖尿病、慢性肺病、哮喘、关节炎、骨质疏松、消化道溃疡、白内障、骨折、肿瘤、其他)
5	您最近 1 年内体重下降超过 5% 了吗？

评分标准：
　　具备表中 5 条中 3 条及以上被诊断为衰弱综合征;2 条为衰弱前期,0～1 条为健康老人。

二、介助老人的体位转换

(一) 水平移动

操作步骤	操作要点	注意事项
1. 操作前沟通	• 向老人说明平移操作的目的、程序、进行方法、所需时间等,征得同意。 • 评估老人身体状况。	• 老人床上平移过程中,介护人员在旁看护,避免坠床事故。
2. 移动身体至床沿(平面水平位移)	• 从仰卧位开始。 • 老年人将患侧手放于胸前。	
	 • 健侧手握住床边栏杆。 • 拉动上半身向水平方向移动。	• 确认栏杆是否固定。

(续表)

操作步骤	操作要点	注意事项
	• 健侧腿插入患侧,钩住患侧小腿。 • 拖动患侧腿完成水平位移。 • 恢复仰卧位。	• 老年人健侧腿部肌力不足时需要介护人员辅助。
4. 整理	• 确认长者身体是否有不适。 • 保持床面整洁。	• 褶皱是产生压疮的危险因素之一。

(二) 上下移动

护理床后背抬起时,人会自动往床尾方向滑,包括水平移动、翻身和换衣服、换纸尿裤时,都可能造成长者的身体向床尾方面移动,所以经常需要帮助他们从床尾向床头方向移动。

操作步骤	操作要点	注意事项
1. 操作前沟通	• 向老人说明平移操作的目的、程序、进行方法、所需时间等,征得同意。	• 为了得到老年人的协助,需要事先进行良好的沟通。
2. 环境准备	• 评估老人身体状况。 • 调节护理床到合适高度。	
3. 平移	• 长者用健侧的手,将患侧的肘部支撑住。 • 老人健侧的腿屈曲,护理人员将手插入长者肩下,准备好向上方移动。 • 让长者用健侧发力向上撑起身体,在长者右脚使劲的同时将长者推向床头。	• 尽量发挥长者自身残存的力量,完成移动。 • 一般正常人推的力量比拉的力量大。在上下移动过程中,可以活用推的力量,而不是用拉力。 • 建议使用移位滑布等辅助操作。
4. 整理	• 确认长者身体是否有不适。 • 将床恢复到原来的高度,并保持床面整洁。	• 褶皱是产生压疮的危险因素之一。

(三) 床上翻身(从仰卧位到侧卧位)

当介护士帮助长者起床或者在卧床时为其更衣、擦身、更换纸尿裤时,从仰卧位变换到侧卧位是必不可少的动作之一。

1. 老人自立

操作步骤	操作要点	注意事项
1. 操作前沟通	• 向老人说明操作的目的、程序、进行方法、所需时间等,征得同意。 • 评估老人身体状况。	• 介护人员以语言引导为主。 • 老人床上翻身过程中,介护人员在旁看护,避免坠床事故。
2.	• 从仰卧位开始,老年人将头朝转向翻身方向,将健侧手托住患侧手的肘部,患侧手抬起。 • 头转向侧卧位面,并用健侧手调整枕头位置。	
3.	• 健侧腿钩住患侧腿。	
4.	• 健侧手带动患侧手向侧卧位方向翻转,健侧脚带动患侧腿倾倒。 • 调整到舒服的体位。	• 翻身结束后注意调整体位到良肢位。

2. 部分介护

操作步骤	操作要点	注意事项
1. 操作前沟通	• 评估老人身体状况。 • 调节护理床到合适高度。	• 介护人员膝盖能抵住床边缘的高度,便于大肌肉群发力。
2.	• 老年人将健侧手托住患侧手的肘部,患侧手抬起。	• 如果健侧手够不到,介护人员可以辅助。

（续表）

操作步骤	操作要点	注意事项
3.	• 健侧膝盖屈曲，也可以尝试用健侧腿抬起患侧膝盖。 • 膝盖抬起后，介护人员协助扶住瘫痪的膝盖，防止侧倒。	• 如果健侧腿部肌力不足，需要介护人员辅助。 • 因为患侧没有知觉无法自控，患侧腿很容易侧倒下去，造成护理事故。
4.	• 介护人员扶住老年人的对侧肩部和腰部。 • 介护人员屈膝，弯腰以先肩膀后腰部的顺序将老年人向自己方向翻身。 • 协助老人调整到合适的体位。	• 介护人员在操作前要确保自身姿势的稳定。 • 翻身时不要瞬间用力过猛。

（四）坐起（从卧位到床边坐位）

坐位是在站立之前必须要完成的。体位对于不能站立的长者来说，需要通过坐姿实现床到轮椅的移动，或者坐着用餐，进行脸部、口腔清洁等。与水平移动、上下移动、翻身的动作相比，帮助卧床长者从卧位变到坐位，重心上移，有一定难度。

1. 老人自立

操作步骤	操作要点	注意事项
1. 操作前准备	• 评估老人身体状况。 • 调节护理床到合适高度，以老人坐起时双脚能踩实地面为宜。	• 介护人员以语言引导为主。 • 老人床上坐起过程中，介护人员在旁看护，避免坠床事故。
2.	• 从侧卧位开始，将健侧手托住患侧手的肘部放置到胸前，健侧手抓住床挡。	
3.	• 健侧腿钩住患侧腿平移，双腿尽可能离开床面。	• 如果无法离开床面，可以先做床上平移，然后再翻身。

（续表）

操作步骤	操作要点	注意事项
	• 依靠健侧手支撑上半身起身，双脚自然垂落地面。	注意：卧位移动到坐位时，有可能造成直立性低血压，起身速度要慢，介护人员要注意观察老人情况。
	• 双脚与肩同宽牢牢踩实地面，健侧手扶住床面支撑身体，稳定坐姿。	• 确认坐起后老人无任何不适。

2. 部分介护

操作步骤	操作要点	注意事项
1. 操作前沟通	• 评估老人身体状况。 • 调节护理床到合适高度。	• 介护人员膝盖能抵住床边缘的高度，便于大肌肉群发力。
2. 协助老人翻身	• 建议翻身到患侧在下侧卧位。 • 老人翻身后，收下巴，上半身尽可能含胸向下。 • 协助老人下肢尽可能离开床面。	• 活用老人健侧肢体力量。
3.	• 介护人员一只手从老人颈部下方穿过扶住老人对侧肩膀。另一只手放在老人腰部。 • 引导老人用健侧支撑在床上，然后慢慢坐起。	• 可以 30°、60°、90° 缓慢坐起，避免直立性的低血压。
	• 确认老人双脚与肩同宽牢牢踩实地面，健侧手扶住床面支撑身体，稳定坐姿。	• 确认坐起后老人无任何不适。

(五)起身站立(从坐位到站位)

对于老人来说,能否自主站立并移动到轮椅上,能否自主站立移动到坐便器上,是评估自理程度的重要指标。在起身站立过程中,会存在摔倒风险,要求介护人员务必要掌握安全介护方法。

1. 老人自立

操作步骤	操作要点	注意事项
1. 操作前沟通	• 评估老人身体状况,尤其是平衡能力。	• 老人床上坐起过程中,介护人员在旁以语言引导,避免跌倒事故。
2.	• 从坐位开始,老人双脚后撤。 • 老年人健侧手抓住扶手或支撑床面,身体微微前倾。将身体重心前移。	• 也可以介护人员托住或者握住老人的手腕,引导老人身体边向前倾边站起来。 • 前倾姿势不够的时候,将老人的双手略向斜下方牵引,将重心移到脚底部。
3.	• 移动重心的同时,缓慢抬起腰部,离开床面。 • 缓慢伸直膝盖至立位。	• 缓慢站起,避免直立性的低血压。
4.	• 护理员确认老年人立位稳定。	• 确认站起后老人无任何不适。

2. 部分介护

操作步骤	操作要点	注意事项
1. 操作前沟通	• 评估老人身体状况,尤其是平衡能力。	• 老人床上坐起过程中,介护人员在旁看护,避免跌倒事故。
2.	• 从床边坐位开始。介护人员在患侧保护。 • 介护人员一手在老人腰部,一手可以放在老人膝盖协助。	• 健侧脚可以老人自己完成后撤,患侧脚介护人员可以协助。 • 可以借助安全腰带。

(续表)

操作步骤	操作要点	注意事项
3.	• 协助老人双脚后撤。老人健侧手扶住床挡或撑在健侧膝盖。身体前屈。 • 介护人员的位置要靠近患侧，将脚置于患侧脚的前方。 • 扶住患侧的膝盖，防止在移动过程中膝盖骨折。	• 由于患侧没有知觉，向患侧倒下时，老人无法控制，介护人员脚位于患侧脚之前，防止在移动过程中患侧脚移动，可以起到保护的作用。
4.	• 介护人员身体向前倾，站起来用引导的方式，边引导边帮助老人一同站起。 • 老年人起立后，确认无任何不适，站立稳定。	• 移动时一只手支撑老人腰部，另一只手从膝盖上拿开，保护患侧的手，辅助老人站起。

三、介助老人常用助行器

辅助人体支撑体重、保持平衡和行走的器具称为助行器。助行器可以分担体重，减轻下肢关节应力负荷，保护伤痛关节；扩大下肢支撑面积，维持平衡；保证步行安全；增强肌力和耐力，并对上肢伸肌及有关肌肉具有增强肌力作用和增强全身耐力的作用。

根据结构和功能，可分为无动力式助行器、功能性电刺激助行器、动力式助行器。无动力式助行器包含杖类助行器（手杖，肘杖，腋杖等）和助行架（交互型、固定型、前方有轮型、老年人用步行车等）。稳定性从大到小排列顺序为助行架（步行式＞有轮式）＞腋杖＞臂式＞手杖（多足＞单足）。

为老人挑选合适的助行器，需要综合评估平衡能力、下肢承重能力、下肢肌力、步态和步行功能情况、上肢的力量和手的握力、身高、体重和年龄、全身情况、疾病诊断、环境、生活方式、认知能力等。

（一）杖类助行器

用一只手扶持以助行走的助行器，是症状较轻的下肢功能障碍者辅助行走的用具，只可分担 25% 的体重，实际生活中常用手杖。使用杖类助行器时，上肢和肩的肌力必须正常。

1. 选择

名称	优点	缺点	适用人群
手杖(单足式) 	重量轻,上下楼梯方便,适合在支撑空间有限的地方使用。	稳定性较差。	适用于握力好、上肢支撑力强,具有一定步行能力的老人。
手杖(多足式) 	支撑面宽,稳定性好。	支撑面宽不适合上下楼梯,不适合在高低不平的地面使用,只允许慢速步行,快速步行时不稳定。	三足手杖适用于平衡能力稍欠佳、使用单足手杖不安全的老人。 四足手杖适用于平衡能力欠佳、臂力较弱或上肢患有帕金森病、用三足手杖不够安全的老人。
臂杖 	轻便、美观,用拐的手可以自由活动。	稳定性比腋杖差。	适用于握力差、前臂力量较弱但又不必用腋杖的老人。
腋杖 	支撑面积大、稳定性好、特别是侧方稳定性好。	基底宽,所需面积大,不适合在狭小、拥挤的地方使用,使用不当易损伤腋下血管和神经。	一般双侧使用,常用于截瘫、截肢、下肢骨折或外伤较严重的老人。

2. 测量

杖类助行器的测量主要是长度(高度)的测量,选择合适长度的杖是保证老人安全,最大限度发挥杖的功能的关键(如图 2 - 16 所示)。

手杖测量方法一:让老人自然站立位,地面至尺骨茎突的垂直距离为手杖的长度,

手杖测量方法二:站立时大转子的高度即为手杖的长度和把手的位置。

手杖测量方法三:站立困难的老人可仰卧位,测量尺骨茎突至足跟的距离再加 2.5 cm 即为手杖的长度。

腋杖测量方法一:腋杖长度=身高-41 cm。

腋杖测量方法二:取直立位,将腋杖置于腋下,与腋窝保持 3 cm~4 cm 距离,肘关节屈曲 150 度,腋杖底端支脚垫正好在脚前侧和外侧各 15 cm 处,此时把手的高度应与大转子的位置相同。

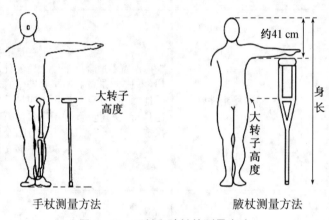

图 2 - 16　手杖和腋杖的测量方法

3. 手杖的使用方法

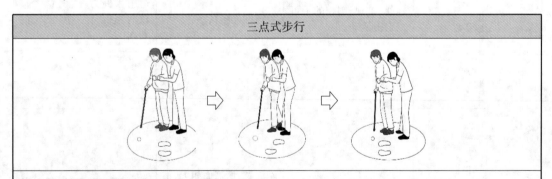

三点式步行
1. 老年人健侧持手杖。第一步先出手杖。 2. 身体前倾将体重移动至手杖后,迈出患腿。 3. 患侧脚着地后,健侧脚跟上。
注意: 1. 适用于患侧可部分负重。康复后期。 2. 根据健足相对于患足的位置可分为后型、并列型及前型。 后型:健侧迈出的步幅较小,健侧落地后足尖在患侧足尖之后。步行稳定性好,恢复早期老人常用此种步行方式。

三点式步行
并列型：健侧落地后足尖与患侧足尖在一条横线上。 前型：健侧迈出的步幅较大，健侧落地后足尖超过患侧足尖。此类型步行速度快但稳定性最差。

两点式步行
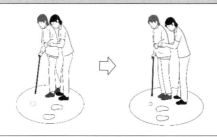
1. 手杖和患侧同时迈出。 2. 健侧脚跟上。
注意：这种方式快于"三点式"，但稳定性较差，多为轻病例或恢复后期使用。

（二）助行架

由金属框架围成，双上肢操作的框架式步行辅助器具。

1. 选择

名称	特点	适用人群	使用方法
交互型助行架	体积小，高度可调节。由于带有铰链结构，因此左或右可以先行向前移动，如厕方便。	适用于平衡功能差，上肢肌力较弱的老人。	先向前移动一侧，然后再移动另一侧。
固定型助行架	结构简单，稳定性好。	用来减轻一侧下肢的负荷，如骨折不允许负重时或双下肢肌力弱，协调性差的老人。	双手同时用力提起两侧扶手，将架放于前方地面，然后再移动下肢。
轮式助行架	轮式助行架可分两轮、三轮及四轮式。此类助行架操作简单，无需特定的步行模式。	适合于下肢功能障碍，且无法抬起助行架步行的老人。使用路面要平整。	推行即可。遇紧急情况要求老人能控制手刹。

（续表）

名称	特点	适用人群	使用方法
助行台	助行架中体积最大的一种。它支撑面积大,稳定性好,易推动。缺点是笨重,必须有足够空间才能操作并且无法在室外使用。	适合无法用手和腕承重,但上、下肢均受累的老人,如进展性类风湿性关节炎,以及有协调障碍的脑瘫老人等。	前臂平放在支撑架(台面)上,借助助行器移动身体。

2. 测量

站立时大转子的高度即为助行架把手的位置。

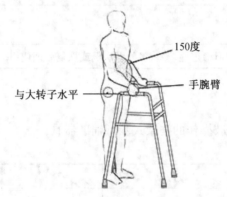

图 2-17　助行架的测量方法

3. 助行架的使用

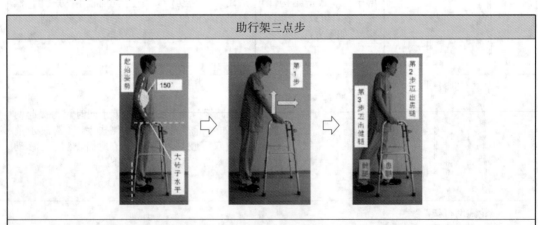

1. 双手握住助行架,双脚站于助行架两后脚连线稍前侧站稳。
2. 提起助行架,放置身前一臂远的地方。
3. 向前迈出患侧或肌力较弱的腿,足跟落在助行架两后腿连线位置稍前侧,迈出健侧,站稳恢复起始位置。

四、介助老人移动操作——以偏瘫老人拐杖行走训练为例

步行对于身体的全身血液循环有改善作用,有助于人身体心肺机能的提升,可以防止全身骨骼、肌肉机能低下。老年人自己走去食堂吃饭、去厕所排泄、去浴室洗澡,能满足他们心理上的需求和欲望。所以,步行对于老人是实现自己晚年人生愿望的很重要的一件事,而行走训练也是生活康复的重要内容。

随着年龄增长,老年人步行风险增大,有些老年人慢慢不愿意步行。原因如下:

(1)身体机能下降。术后或者因病长期卧床老人,身体状态不支持他可以独立步行。比如孤寡老人无人照顾,长期卧床,过于安静的生活条件会造成身体机能低下,导致"废用综合征",逐渐丧失行走功能。

(2)心理因素。有的老人在自己家里可以行走自如,但入住机构,包括嵌入型社区机构,就会选择轮椅。一是不愿让人看到自己颤颤巍巍的样子;二是环境不熟悉,怕出危险,因此宁愿选择不需要他自己动的轮椅,也不愿意自己站起来。这种情况下,老人也会渐渐丧失行走能力。

(3)偏瘫康复不及时。很多老年人由于中风导致偏瘫,原来可以正常行走,但偏瘫后,身体有些部分无法控制,行走对于他们就变得非常困难。这时医生、家属包括老人自己都会选择先适应一下轮椅的生活。但如果后续没有做好康复,那么老人同样会逐渐丧失行走能力。

操作步骤	操作要点	注意事项
1. 操作前沟通	• 向老人说明拐杖训练的目的、程序、进行方法、所需时间等,征求同意。 • 老年人取坐位,评估老人身体状况。	• 根据老人情况选择合适的助行器。并评估调节助行器至合适高度。 • 老年人的鞋为防滑鞋。
2. 操作前准备	• 评估环境。 • 为老年人穿上合适的安全带。	• 行走训练场地要求宽敞明亮、地面平整防滑、无障碍物。
3. 以三点式训练为例 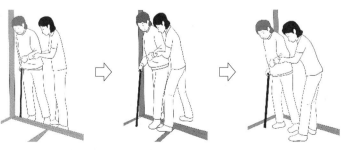	• 介护人员示范三点式步行。 • 协助老人站起。介护人员在患侧保护。 • 指导老年人按照"手杖—患侧—健侧"训练。	• 可以借助安全带保护。 注意:行走训练时,介护人员与老人步幅相同、身体同时摆动、重心同时移动,完全同步,避免发生拉扯和碰撞。 • 训练过程中注意观察老人情况,多鼓励。
4. 跨越台阶		

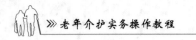
（续表）

操作步骤	操作要点	注意事项
• 介护人员在老年人患侧的侧后方（半步距离） • 参考三点式步行，先出拐杖，患侧脚跨过台阶，健侧脚跟上。 • 过程中以语言提示为主。 • 过程中注意和老年人保持同侧脚步，避免发生拉扯和碰撞。		
5. 拐杖上台阶 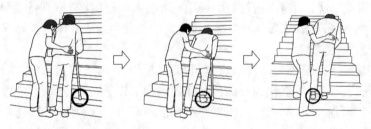		
• 介护人员在老年人患侧的后方的下一级台阶上，一手扶住患侧，另一手抓住腰部安全带。 • 老年人向外侧斜前方上一级的台阶伸出拐杖。 • 拐杖着地后，患侧脚向前伸出，跨上台阶。 • 患侧脚着地后，健侧脚跟上，站上台阶，呈现使用拐杖的立位。 • 注意和三点式行走的区别。		
6. 拐杖下台阶 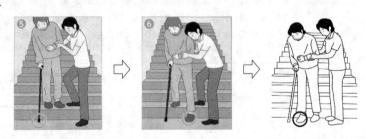		
• 介护人员在老年人患侧的前方下一级台阶上。一手扶住患侧，另一手抓住腰部安全带。 • 老年人向外侧斜前方下一级的台阶伸出拐杖。 • 拐杖着地后，患侧脚向前伸出，跨下台阶。 • 患侧脚着地后，健侧脚跟上，站下台阶。 • 注意和上台阶行走的区别。		
7. 整理记录	• 带老人回到坐位，确认老人无任何不适。 • 整理记录。	• 注意及时为老人补充水分。

五、轮椅

（一）轮椅的结构

轮椅是生活康复的重要工具。老年人借助轮椅不仅方便出行，还可以进行身体锻炼和参与社会活动，扩大生活范围。正确使用轮椅首先要了解轮椅构造。如图 2－18 所示①把手;② 手闸;③ 后背折叠;④ 停车闸;⑤ 手动式坡道制动闸;⑥ 抬高前轮脚踏传动杆;⑦ 金属架;⑧ 驱动操作轮;⑨ 后轮;⑩ 前轮;⑪ 足踏;⑫ 护腿装置;⑬ 护腿带;⑭ 座面;⑮ 安全带;⑯ 侧护板;⑰ 肘托;⑱ 靠背。

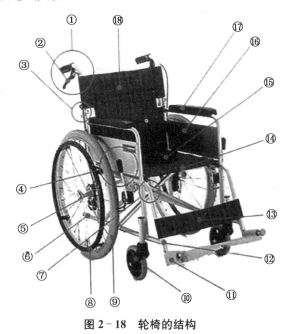

图 2-18　轮椅的结构

(二) 轮椅的使用

1. 轮椅的展开和折叠

展开:双手握住把套向两侧轻拉,使左右车架稍许分开,在坐垫两侧用手心向下轻压至定位处,轮椅车即自行展开平放。展开时,请切勿硬扳左右车架,以免损坏各部件,向下压坐垫时,请勿将手指握住左右支撑管,以免夹伤手指。

折叠:先将左右脚踏板翻起,用两手抓住坐垫两端向上提起,即可折叠。

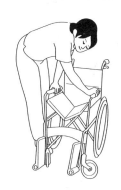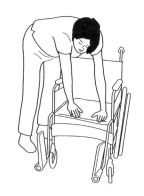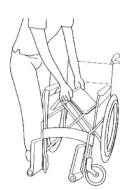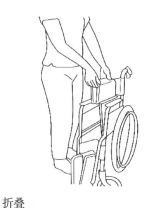

　　　　　　展开　　　　　　　　　　　　　　　　　　折叠

图 2-19　轮椅的展开与折叠

2. 平地推行

操作步骤	操作要点	注意事项
	• 介护人员在轮椅后面,双手握住把手。注意左右情况,慢慢推行。	• 平地拐弯时避免原地转弯,尽量大角度转弯。

3. 上下坡道

操作步骤	操作要点	注意事项
1. 上坡	• 上坡时,介护人员要站在轮椅的后方,老人面向坡方向。 • 过程中要防止轮椅下滑,介护人员一定要用手腕用力握住轮椅握柄,保证稳定性,同时跨大步往前慢慢推。	• 跨大步能保证介护人员自身重心稳定,一旦出现意外,也能轻松稳住轮椅。 • 如果坡比较陡,一定要慢慢爬坡。陡坡推起来相对比较费力,如果速度很快,老人恐惧感会加剧。
2. 下坡	• 下坡必须是背向进行,像倒车一样慢慢向下,保证老人和介护人员的安全。 • 下坡时介护人员一定要双手紧握手柄,双脚打开像蹲马步,每下一步都要确认自己身后是否安全,再挪下一步。	• 如果老人面向坡下,尤其是急坡,可能轮椅会突然失控,介护人员在轮椅后方就会无法控制。 • 介护人员是背向倒退,同时还要兼顾轮椅,难度很大。首先自己不能出现问题,才能保护老人安全。

4. 上下台阶

看到台阶老人容易会产生不安,如果操作得当的话,会帮助老人缓解不安,因此首先一定要让他深坐于轮椅,后背靠近椅背上维持自身稳定,再通过语言、动作各方面的引导完成介助。

操作步骤	操作要点	注意事项
1. 上台阶	• 告诉老人我们接下来的动作,并且获得同意。 • 轮椅靠近台阶处停下。	• 突然颠簸会让老人恐惧。

（续表）

操作步骤	操作要点	注意事项
2.	• 介护人员用力踏轮椅大轮后方的踩踏杆,同时手上的握柄使劲往下压,轮椅的前轮就会翘起。 • 推动轮椅,前轮踏上台阶。	
3.	• 顺着往前推,推至后轮卡到台阶。	
4.	• 介护人员将后轮慢慢抬起,往斜前方推,轮椅会顺着前轮的方向,后轮(驱动轮)跟着爬过台阶。 • 上台阶后停稳,确认老人的身体状态和坐在轮椅上的姿势有否异样,再进行下一步操作。	• 如果使不上劲,介护人员可以弓箭步,夹紧双臂,利用大腿肌肉往前抬并推,使轮椅可以慢慢安稳上台阶。
5. 下台阶	• 告诉老人我们接下来的动作,并且获得同意。 • 下台阶时一定要背向,后轮先下,前轮后下。	
6.	• 以弓箭步顶住轮椅,让后轮以台阶沿为接触点缓慢降到地面。	• 介护人员采取弓箭步,夹紧双臂,全身用力。

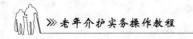

（续表）

操作步骤	操作要点	注意事项
7.	• 后退，至前轮到台阶边缘。	
8.	• 踩脚踏板，翘起轮椅到前轮离开台阶，慢慢向后退。 • 慢慢放下前轮。 • 稳定后确认老人的身体状态和坐在轮椅上的姿势有否异样，再进行下一步操作。	• 翘起，放下轮椅时操作稳定，柔和。

5. 电梯的乘降

如果是可以上轮椅的电梯，面积一定够大够宽，电梯里会有镜子，让使用轮椅的人确认他在电梯里的位置和周边的情况，以及开门之后门所在的位置。但如果不是专门给轮椅使用者专用电梯，介护人员在上下电梯时一定要注意以上情况，保证移动过程是安全的。

能在电梯的空间内旋转轮椅，让老人面向电梯门是比较理想的。因为正常人坐电梯时，也会如此，即使坐轮椅，他也是一个正常人。所以我们要时刻考虑到，即使老人处于被介护的状态，但同样需要被当成正常人来看待。

电梯的乘降介助过程中，尽量正面进、正面出。如果电梯内空间窄小，无法转身，或是电梯门关闭的速度较快，则介护人员先进或先出，按住电梯按钮，防止提前关门。

操作步骤	操作要点	注意事项
1. 跨过凹槽(进出电梯)	• 告诉老人我们接下来的动作，并且获得同意。 • 翘起前轮。	• 介护人员手臂尽量垂直，以全身的力量稳住轮椅。

（续表）

操作步骤	操作要点	注意事项
2.	• 越过凹槽后放下前轮。	
3.	• 后轮可以直接推过凹槽。	• 准确判断凹槽宽度,过宽的凹槽可使用盖板帮助通过。

（三）轮椅的保养和维护

1. 轮椅使用前应检查前轮、后轮、刹车等各部位的螺丝及后轮辐条,如有松动请锁紧（由于运输颠簸等因,可能会造成轮椅车螺丝的松动）。

2. 检查车胎充气是否正常,如有气不足,请及时充气,充气方法与自行车相同。

3. 轮椅在使用过程中,每月都需要检查各部位机动、螺丝及后轮辐条是否有松动,若有松动及时锁紧,以免产生安全隐患。

4. 活动部位每周应加润滑油,以防活动不灵活。

5. 轮椅车使用后,应用软干布将表面水汽、污物等擦干净,以防生锈。

6. 轮椅应存放在干燥的场所,以免受潮生锈;坐垫、靠背应保持清洁,以防滋生细菌。

（四）轮椅使用注意事项

1. 坐上轮椅后一定要系上安全带。

2. 严禁踩踏脚踏板上下轮椅。

3. 严禁未刹住伫立刹车上下轮椅。

4. 进出门或遇到障碍物时,勿用轮椅撞门或障碍物（特别是老人大部分都有骨质疏松症易受伤）。

5. 推轮椅时,嘱老人手扶着轮椅扶手,尽量靠后坐,勿向前倾身或自行下车,以免跌倒,必要时加约束带。

6. 介护人员的服装要方便行动,穿防滑性能好的鞋。为了保护长者和自身的安全,不

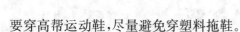
要穿高帮运动鞋,尽量避免穿塑料拖鞋。

　　7. 外出时,介护人员除了需要带毛巾、毛毯、帽子、饮品等基础物品,必要时雨衣、防雨布或雨伞都要提前准备好。如果出门携带物品较多,最好带一个挎包,但不要在手持。

六、介助老人的移乘操作

　　移乘是包含从床、椅子、轮椅、坐便器等之间的位置转换,能帮助老年人实现长距离移动。

(一) 坐位至轮椅的移乘

　　1. 老人自立

　　老年人偏瘫(以左侧为例),但患侧情况不严重,健侧运动能力良好。老年人可以凭借健侧的能力完成坐位至轮椅的移乘。

操作步骤	操作要点	注意事项
1. 操作前沟通	• 向老人说明操作的目的、程序、进行方法、所需时间等,征得同意。 • 评估老人身体状况。	• 选择合适的轮椅。
2.	• 从坐位开始。 • 将轮椅放在老年健侧(右侧)尽可能靠近老人身体。 • 刹好刹车,固定轮椅。	• 轮椅使用前要检查。
3.	• 帮助老年人的健侧手握牢轮椅的外侧肘托。	
4.	• 老年人以健侧腿为转轴,旋转身体,缓慢坐入轮椅。 • 老人双脚放在脚踏板上。	
5. 调整体位	• 协助老人调整到舒适的体位,并系好安全带。	• 根据情况添加毛毯保暖,用靠垫提高舒适度。 • 避免长时间坐在轮椅上。根据老人皮肤情况使用压疮垫。

2. 部分介护

老年人偏瘫（左侧），只有健侧具备一定的活动能力。老年人在得到上身支撑的情况下，可以完成坐位至轮椅的移乘。

操作步骤	操作要点	注意事项
1. 操作前沟通	• 向老人说明操作的目的、程序、进行方法、所需时间等，征得同意。 • 评估老人身体状况。	• 选择合适的轮椅。
2.	• 老年人以坐位坐于床沿，介护人员将轮椅推至老年人的健侧，尽量靠近其健侧小腿，并让轮椅和床沿呈现 15 至 20 度夹角。 • 刹好刹车，固定轮椅。	• 轮椅使用前要检查。
3.	• 老年人调整为浅坐位坐于床沿。 • 介护人员协助老人站起。	
4.	• 在介护人员的辅助下，老年人以健侧腿为转轴，向轮椅方向旋转身体。 • 当老年人转身至轮椅座面后，介护人员协助其缓慢坐下。	• 坐下的过程缓慢，注意脚不要磕碰到轮椅踏板。 • 坐下后确认老人无任何不适。
5. 调整体位	• 协助老人双脚放在脚踏板上。 • 协助老人调整到舒适的体位，并系好安全带。	• 根据情况添加毛毯保暖，用靠垫提高舒适度。

任务三　介护老人的移动移乘操作

介护老人在移动移乘的过程中，自身很难完成各种动作，需要介护人员全程提供保护。

介护老人中，以患有重度偏瘫的老年人为主。介护老人几乎无法完成站立、行走等动作，出行主要依靠轮椅和平车，是移动移乘介护需要重点关注的对象。

一、介护老人的移动操作

（一）水平移动

操作步骤	操作要点	注意事项
1. 操作前沟通	• 向老人说明平移操作的目的、程序、进行方法、所需时间等，征得同意。	• 为了得到老年人的协助，需要事先进行良好的沟通。
2. 操作前准备	• 评估老人身体状况。 • 调节护理床到合适高度。	• 介护人员膝盖能抵住床边缘的高度，便于大肌肉群发力。
3. 平移上肢（方法一）	• 引导老人用健侧手抓握患侧，双手胸前环抱，膝盖屈曲。 • 介护人员将手臂伸入老人的头和腰的下方，手臂支撑他的身体，手掌托起另一侧身体的肩部和腰部。 • 介护人员将双腿膝盖抵在床的边缘，弯腰，将老人上半身水平靠近自己，重心尽量跟老人贴近，重心合一。	• 减少身体与床的接触面积，减少摩擦力。 • 可以使用移位手套、移位滑布等辅助操作。
3. 平移上肢（方法二）	• 引导老人用健侧手抓握患侧，双手胸前环抱，膝盖屈曲。 • 将手从长者的颈部下方伸入，托住另一侧的肩胛骨，另外一只手支撑在床上作为支点，抬起长者的上身靠近自己。	
4. 平移下肢	• 护理人员将手插入长者的腰部和大腿部的下方。 • 双膝盖抵在床边缘，将长者下半身拉向自己。	
5. 整理	• 确认长者身体是否有不适。 • 将床恢复到原来的高度，并保持床面整洁。	• 褶皱是产生压疮的危险因素之一。

（三）床上翻身（从仰卧位到侧卧位）

操作步骤	操作要点	注意事项
1. 操作前沟通	• 向老人说明翻身操作的目的、程序、进行方法、所需时间等，征得同意。	• 为了得到老年人的协助，需要事先进行良好的沟通。

(续表)

操作步骤	操作要点	注意事项
2. 操作前准备	• 评估老人身体状况。 • 调节护理床到合适高度。	• 介护人员膝盖能抵住床边缘的高度,便于大肌肉群发力。
3.	• 指导老年人将头朝转向翻身方向,调整枕头。 • 协助老年人用健侧手托住患侧手的肘部,患侧手抬起。	
4.	• 介护人员协助老人双腿屈曲,一手扣住老年人外侧膝盖,防止侧倒。 • 另一只手撑开手掌,放在老年人的外侧肩胛骨处。	• 老人下肢无力无法自控,患侧腿很容易侧倒下去,造成护理事故。
5.	• 介护人员以先腰部,后肩部的顺序,将老年人向自己一侧翻转。 • 确认老人无任何不适。	• 不要用力过猛。 注意:为保证老人翻身后在床中间位置,可先床上平移然后翻身,防止坠床危险。
6. 调整体位	• 协助老人摆放良肢位,体位稳定。 • 将床恢复至老年人的舒适高度。	

(四)坐起(从侧卧位到床边坐位)

操作步骤	操作要点	注意事项
1. 操作前准备	• 评估老人身体状况。 • 调节护理床到合适高度,以老人坐起时双脚能踩实地面为宜。	
2.	• 老人侧卧位下调整上半身尽可能含胸下巴内收,用手的残余功能支撑床面。 • 介护人员协助老人双腿尽可能离开床面。 • 介护人员一手穿过老人颈后部扶住老人对侧肩部,一手扶住老人腰部。	• 介护人员操作时要确保自身姿势的稳定,全程用语言提示老年人。 • 支撑老年人肩部时使用手掌,扩大支撑面和控制面。

(续表)

操作步骤	操作要点	注意事项
	• 介护人员双手通过旋转,扶老年人慢慢坐起。双脚踩实地面。 • 介护人员双手放在老年人双肩保证坐位稳定。 • 确认老年人无任何不适。	如果双脚没有着地,可以挪动老年人臀部协助老人。 可以 30°、60°、90° 缓慢坐起,避免直立性的低血压。

二、介护老人的移乘操作

操作步骤	操作要点	注意事项
1. 操作前准备	• 评估老人身体状况。	
2.	• 将轮椅放在老年健侧(以右侧为例),尽可能靠近老人身体。 • 刹好刹车,固定轮椅。 • 协助老年从卧位到坐位。	
3. 移乘至轮椅	• 调整老人到浅坐位。 • 老人双手抱住介护人员脖子,以健侧手抓住患侧手。 • 介护人员以自己的上身支撑老年人的上身,辅助其站起。	• 全过程语言提示老年人。 • 介护人员在操作时应确保自身姿势的稳定,并注意保护腰部。
4.	• 老人站稳后,以健侧腿为转轴,在介护人员的辅助下,向轮椅方向旋转身体。 • 当老年人转身至轮椅座面后,介护人员与其一同缓慢下腰,在保持平衡的状态下坐于轮椅。	• 下腰时注意动作稳定平缓。

(续表)

操作步骤	操作要点	注意事项
5.	• 介护人员协助老人调整至合适体位。 • 确认老人无任何不适。坐位稳定。	
6.	• 协助老年人双脚放置于足踏上。 • 系上安全带。	• 用靠垫或坐垫增加舒适度。
7. 轮椅移乘至床或座椅	• 介护人员将轮椅以老年人的健侧靠近床沿的方向推至床沿。 • 轮椅和床沿呈现 15 至 20 度夹角,刹下刹车,固定轮椅。	• 注意轮椅与床或座椅之间的角度和距离。
8.	• 协助老年人双脚踩在地面,调整至浅坐位坐在轮椅上。 • 协助老年人健侧脚向床踏出一步。 • 老人双手抱住介护人员脖子,以健侧手抓住患侧手。 • 介护人员以自己的上身支撑老人的上身,辅助其站起。	• 全过程语言提示老年人。 • 介护人员在操作时应确保自身姿势的稳定,并注意保护腰部。
9.	• 介护人员协助老年人以健侧腿为转轴,转动腰部靠近床。	
10.	• 介护人员和老年人一同缓慢下腰,直到坐于床上。	

(续表)

操作步骤	操作要点	注意事项
11. 调整体位。	• 介护人员协助老人调整至合适体位。 • 确认老人无任何不适,坐位稳定。	

三、介护老人的压疮照护

随着年龄增加,皮肤在解剖结构、生理功能及免疫功能等方面均出现衰退,表现为皮肤松弛、干燥,缺乏弹性,皮下脂肪萎缩、变薄,皮肤抵抗力下降,对外部环境反应迟钝,皮肤血流速度下降且血管脆性增加,导致皮肤易损性增加。对于评估有压疮风险的老人要做好前期预防,如果发生压疮,做到早发现、早治疗。

(一) 预防压疮

1. 必需物品

防褥疮床垫、体位变换用枕头(尺寸、数量按照老人具体情况准备)。

防褥疮床垫有很多种,要根据老年人的实际情况选择合适的床垫。一般高风险老年人选择高功能型产品,低风险老年人选择通用型产品。

型号	床垫分类	特征	适合对象
高功能型 • 压力转换型 • 体位自动转换型	气压床垫	• 可以适应老年人的个性(骨突、关节挛缩等)。 • 可以进行体压管理。	• 身体机能低下、无法自主变换体位的老人。 • 对体位有限制的老人。 • 已出现褥疮的老年人。 • 有骨突、挛缩、水肿等的老人。
通用型 (静止型)	泡沫床垫	• 发泡材料可以沿身体表面大面积支持身体,从而分散体压。 • 由于整体柔软度相同,难以进行个别风险(骨突、关节挛缩等)压力管理。 • 由于与身体接触面大,容易发生皮肤潮湿、闷热。 • 难以保持清洁,怕水,表面即便有脏污也不能清洗。 • 长时间使用会退化,达不到原来的厚度。 • 压力分散机能下降。要检查是否触到床面。	• 以自我护理、预防褥疮为目的。 • 能自主变换体位的老人。
	橡胶、凝胶材料	• 易于清洁。可以去除床垫表面的脏污。 • 床垫表面温度较低,有时会感到凉。	• 以自我护理、预防褥疮为目的。 • 能自主变换体位的老人。

2. 预防压疮实操流程

操作步骤	操作要点	注意事项
1. 操作前沟通	• 向老年人说明预防压疮的目的、程序、进行方法、所需时间等，征得同意。 • 使用量表评估压疮风险。	• 告知老人风险评估结果。 • 将预防褥疮的要点向老年人和家属说明。包括改善环境、变换调整体位、预防皮肤潮湿和污染、预防低营养状态等。
2. 调整体位（侧卧位）	• 每 2 小时变换体位，利用体位垫、翻身垫协助偏瘫老人摆放良肢位。 • 取侧卧位。通常 90°的侧卧位易压迫褥疮好发部位的大转子部位。考虑到身体的舒适度，定位 30°侧卧位。 	• 给予特定皮肤 2 小时以上一定的压力会损伤组织。如评估为高风险或已经出现发红，可以每小时变换体位。 • 夜间变换体位会妨碍老人睡眠，可以使用气压床垫（压力转换型床垫）。 注意：调整体位后注意抚平衣服褶皱，褶皱是压疮发生的原因之一。
3. 调整体位（坐卧位）	• 使髋关节与床的可动基点相吻合，抬起下肢后再抬起上身。坐卧角度 30°以下。 • 坐卧位之后抱起老人，托起背部。	• 如果坐卧位 30°以上，上半身的重量压在臀部，压力集中在骶骨部，易发褥疮。 • 坐卧时后背一直贴在床上，因此要抬起。 上体，让空气进入背部，可以消除抬起上体时产生的体压和移位。 • 如上身先于下肢取坐卧位，重量会使床垫与背部的接触面产生移位。如只抬起头部也会产生移位，会诱发褥疮。如坐卧位 30°以上身体下方会移位，褥疮的风险很高。
4. 营养	• 掌握、改善营养状态。	• 褥疮发生与营养状态有密切关系，要掌握老人是否食欲不振，食欲减退原因，准备老人喜好食品。

（二）早期压疮介护

1. 必需物品

创伤敷盖材料、清洗用容器、温水、清洗剂、毛巾、一次性手套等。

2. 早期压疮介护实操流程

操作步骤	操作要点	注意事项
1. 操作前沟通	• 向老年人说明压疮介护的目的、程序、进行方法、所需时间等,征得同意。	• 为了得到老年人的协助,需要事先进行良好的沟通。
2. 观察压疮部位	• 掌握全身状态、身体状况、生活状况,确认有无低营养、关节挛缩、基础疾病、全身疾病等。 • 用观察用量具测量褥疮的尺寸。掌握压疮状态。深度、渗出液、尺寸、炎症(感染)、肉芽组织、坏死组织、空洞的状况如何。	• 研究体位变换时间表,以避免对同一部位持续施压。 • 留下记录,以便介护团队能够对其过程进行评估。
3. 敷药	• 对于发红、炎症、表层坏死等,敷用创伤敷盖材料、外用药促进治愈。创伤敷盖材料型号很多,要了解其特性,选用适合的产品。 • 如果使用半渗透性创伤敷盖材料,戴上处置用手套,剥下半渗透性创伤敷盖材料周围的玻璃纸,紧紧贴在皮肤上。写上日期和时间。	• 如果选错材料或搞错更换时间,都会使褥疮加重,因此在使用时要十分注意,认真阅读所附说明。 • 坏死组织或空洞的存在是易发感染的原因。为避免感染,要视创伤状态进行清洁处置,不要放过发红、肿胀、热感、疼痛等早期症状。 • 要促进创伤治愈,保持湿润环境至关重要。如果发现局部发红,用半渗透性创伤覆盖材料进行保护,但要能观察到发红部位。
4. 清洗压疮部位(以骶骨部位为例)	• 向老年人说明清洗褥疮部位,征得老年人同意。拉上窗帘,保护老年人隐私。 • 在床旁准备必需物品。佩戴一次性手套。 • 协助老年人取侧卧位,露出臀部(褥疮部位)。 • 清除上次的敷盖材料,观察创伤部位。使用观察用量具测量尺寸,记录下来。 • 清洗创伤周围。 • 创伤周围的皮肤用清洁毛巾擦干,创伤部位用清洁纱布轻柔拍干水分,保持干燥。	• 考虑老年人隐私,可以用浴巾等遮盖。 • 为防止在清洗过程中弄脏床单,可以在身下垫防水单。 • 根据创伤的状态,有时不使用弱碱性清洗剂,只用微温水清洗,遵医嘱。
5. 整理记录	• 整理衣服,调整到舒适体位。 • 清理物品。	注意:调整体位后注意抚平衣服褶皱,褶皱是压疮发生的原因之一。

移动移乘项目实践

(一) 老年介护案例

汪奶奶,78 岁,住在养老机构 2 年。身高 155 cm,体重 52 公斤。本科毕业,早年丧偶,未生育,日常生活由 2 个侄子照顾,关系良好。退休前是某大学英文教授,经济良好。汪奶奶性格特点豁达、开朗。平时喜欢英文歌曲,日常饮食中挑食,以素食为主。

既往病史:双侧髋关节股骨头坏死 10 余年,营养不良、重度骨质疏松多年,重度贫血。

目前状况:活动时双髋疼痛,生活基本能自理。半年前突发恶性贫血和重度营养不良急诊入院,经治疗后,病情好转,但日常生活不能完全自理,需使用手杖行走,如厕、洗浴等活动需要有人帮助。进 3 个月来,汪奶奶变得少言寡语,不爱与人交谈,食欲不佳,失眠,被诊断为"抑郁状态",医生给开具了抗抑郁药物。

(二) 实训步骤

第一步:教师下达实训项目,并讲解说明。

第二步:每组 3～4 人进行分组,到养老机构观摩具体移动移乘操作流程,在企业导师指导下完成实操,拍摄实操完整过程。

第三步:拍摄的视频上传课程网站,拍摄过程注意保护老年人隐私。

第四步:针对最终操作视频完成学生自评、小组互评、教师点评。

(三) 思考并实践

请根据案例,指导老年人完成床上翻身和使用手杖行走训练。要求学生合理运用人体力学进行介护操作,过程中没有安全隐患。

任务评价表

组名:		组员姓名:				日期:			
评价内容		自我评价			教师评价			企业导师评价	
学习目标	评价内容	优	良	中	优	良	中	优	良	中
知识目标	了解不同对象,不同情景下移动移乘介护服务的内容									
	了解与移动移乘介护相关的人体力学原理									
	明确各种移动移乘介护器材的使用方法和安全注意事项									
能力目标	了解老年人运动能力评估的方法									
	能根据评估得出的老年人的情况,选择正确的移动移乘介护服务并操作									
	掌握移位、移乘、移动介护的基本操作技能									
	掌握简单快速的老年人运动能力评估方法									
素质目标	培养介护服务工作中的安全意识、服务意识、自我保护意识									
	具有团队协作的工作意识									
	具有尊老、爱老、助老、护老的服务意识									
技能实训	指导老年人床上翻身									
	协助老年人使用手杖行走训练									
小组合作	小组全员参与									
	小组成员相互配合									
	小组工作氛围融洽									
整体评价	□ 优秀　　□ 良好　　□ 合格									
教师建议										

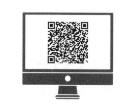

 项目三
清洁介护实务

　　耄耋之年,在年轻人眼中再日常不过的洗澡,对这些老人来说却"难于上青天",很多失能老人的洗澡频次更是以年为单位来计算。与此同时,面对子女的照料,隐私又常常成为他们憋红了脸也"讲不出口"的难题。在这一背景下,助浴师群体的逐渐兴起,纾解了"银发族"洗澡难题。助浴师并非只从事为老人洗澡的基础工作,其具有严格的标准。从业人员必须拿到国家颁发的护理员资格证,才能上岗为老人服务。以高级助浴师为例,除基础服务外,还需要掌握康复服务、照护评估、质量管理、培训指导等职业技能。

　　助浴师这一职业能逐渐走进大众视线,说明老人的需求正日渐被社会所关注。洗澡本是一件极为隐私的事情,老年人又相对传统一些,"男女授受不亲"的观念根深蒂固。有的老年人只能接受同性别的助浴师帮忙,有的因常年卧床变得孤僻暴躁,还有的老年人在陌生人触碰自己时异常紧张,出现心率加快、血压升高等问题,因此亟待一大批专业人才投身"夕阳"事业。

知识目标

(1) 了解各项清洁操作所需设施设备和用品;

(2) 了解各项清洁操作的详细流程;

(3) 了解压疮产生原因和压疮评估标准。

能力目标

(1) 能够正确进行口腔评估、入浴前评估;

(2) 能够正确使用 Norton 压疮风险评估量表评估压疮风险;

(3) 能够协助老人完成口腔清洁和入浴清洁;

(4) 能够独立完成卧床老人床上擦拭和床上洗头操作。

素质目标

(1) 具有爱心、耐心、细心的工作态度;

（2）具有团队协作的工作意识；

（3）具有尊老、爱老、助老、护老的服务意识；

（4）清洁操作过程中尊重老年人的文化及信仰。

任务一　清洁介护基础

一、清洁的意义

清洁是人类最基本的生理需要之一。清洁是指清除身体表面的微生物和污垢，防止微生物繁殖，促进血液循环，增强皮肤的抵抗能力，预防感染和并发症的发生。同时，清洁使人感觉舒适愉快，维持良好的自我形象。健康人具有保持身体清洁的能力，但当人患病时，自我照顾能力下降，往往无法满足自身清洁的需要。因而，做好老年人的清洁卫生工作，是介护士的重要职责。介护士应及时评估老年人的病情、清洁状况、清洁习惯及清洁能力，与老年人共同探讨、制订合理有效的护理计划，指导建立新的清洁模式，帮助老年人满足清洁的需要，使其身心处于最佳状态。

对于后期高龄者，当身体行动不自由、无法自我清洁时，老人身体的清洁与否就不单纯是清洁本身，而事关老人最后的尊严。

二、清洁的内容

清洁是每一个老年人的基本生活需要，也是促进老人身体健康的重要保证，通过清洁可以使老人身体感觉舒适、心情愉快，满足人的自尊需要，内容包含口腔清洁、更衣（穿、脱衣裤）、头发清洁、皮肤清洁、床单元整理等。

三、操作前评估

（一）口腔清洁

	评估要点	注意事项
一般状态	1. 现病历、既往病历等 • 治疗内容（有无使用人工呼吸器） • 有无功能障碍及程度 • 是否服用药剂及种类 • 有无认知障碍及程度 2. 生命体征、意识等级 3. ADL（特别是饮食和口腔护理） • 有无麻痹及程度 • 摄食的自理程度：自理，部分介助，全介助 • 口腔护理（刷牙、装卸假牙、含漱）的自理程度：自理、部分介助、全介助 4. 营养摄取方法 • 营养状态	• 根据老年人意识水平、有无麻痹、疾患及治疗内容，实施适当的口腔介护。 • 由疾患引起的功能障碍、异常，会引起口腔功能、口腔护理相关的动作等迟缓或障碍。有时也会对于口腔护理的意识发生变化。老年人服用的药物中，有些药物的副作用会引起口腔干燥。 • 心脏功能降低、全身状态不稳定、免疫功能降低、由于疾患治疗等意识水平低下、装有人工呼吸器时需要特别注意。 • 营养状态不良会降低免疫功能，提高吸入性肺炎的风险。

	评估要点	注意事项
	• 经口摄取:饮食形态 • 管饲营养法:经鼻胃管营养法、胃造瘘管营养法等 • 静脉营养法:中心静脉营养法、末梢静脉营养法	非经口摄取时,老人口腔内的自净作用会降低,容易发生感染。
口腔状态	1. 舌:舌的动作、有无舌苔、肿胀与炎症、有无疾患、疼痛、有无出血及程度 2. 牙齿:残存牙齿数、龋齿、有无牙垢、有无义齿及适应状态 3. 嘴唇、牙龈、口腔黏膜:颜色、干燥状态、有无肿胀及炎症、有无溃疡及疼痛、有无出血及程度 4. 唾液分泌:有无分泌及程度 5. 摄食、吞咽功能:有无障碍及部位、程度 6. 有无味觉障碍及程度 7. 有无张闭嘴障碍及程度 8. 有无口臭	注意:根据障碍及状态,选择介护方法、牙刷种类、漱口剂种类、康复训练等。
口腔习惯	1. 口腔护理的意识 2. 口腔护理的知识 3. 方法、次数等的护理习惯	掌握介护对象是否理解口腔护理与健康状态的关系,是否采取了自主护理、避免危机的行动。

(二) 入浴介护

	评估要点	注意事项
入浴操作	1. 头发、皮肤的污垢,皮肤状态 2. 生命体征(体温、血压、脉搏、呼吸状态),身体状态(自觉症状)有无倦怠感、情绪是否良好,脸色、表情等 3. 步行、保持姿势、坐位的能力,上下肢可动范围,手指的灵巧性 4. 排泄状况(失禁等) 5. 上次洗浴日、病房、疗养院可以洗浴的时间段(确认与治疗、康复的预定有无重合)	• 入浴前要确认血压情况,确认没有不适感。入浴前要补充水分,饭后 1 小时才能进行入浴。
擦浴操作	1. 对于不被允许进行入浴的老年人,可以进行全身擦拭 2. 评估生命体征、有无倦怠感、情绪是否愉悦、全身皮肤状态、有无麻痹、关节疼痛等症状 3. 有无皮肤破损、压疮等	• 全身擦拭是观察老人全身状态的机会,可以早期发现皮肤、黏膜的异常。

（三）足部清洁介护

	评估要点	注意事项
皮肤颜色	1. 有无发红 2. 色调（青紫、苍白、黑色）	• 如果解除压迫发红消失，可判断为压迫引起的反应性充血，除去压迫即可。如为炎症感染引起，会有肿胀、灼热、疼痛的感觉存在，要注意观察。 • 红紫、青紫：多由慢性动脉闭塞或狭窄造成的血流障碍引起。 • 苍白：是急性动脉闭塞所见的特征，观察是否有失去脉搏、寒冷感、感觉障碍。
脱毛	脚部全体有无脱毛	由于自律神经障碍，如发生动静脉瘘口径扩大，末梢血管的血流受到阻碍，会发生足部脱毛现象。
龟裂	仔细观察脚后跟部、脚趾间产生龟裂的脚心	出汗量减少，容易发生干燥，脚后跟部角质肥厚，皮肤失去弹性，容易发生龟裂。 足癣、趾间脚癣的特征是皮肤软化、龟裂；角质脱屑型足癣的特征是足底部角化、龟裂。
胼胝	手触足底部进行确认	承受体重的第1、第2、第5跖骨部的足底等，容易见到皮肤的肥厚，产生胼胝。
鞋型	有无槌状趾、钩状趾、高弓足、扁平足、拇外翻等	不仅要观察脚，也要观察鞋。不合脚形的鞋会导致足部变形，提高溃疡风险。
血液循环	1. 检查动脉和观察下肢（下肢肌肉萎缩、足部冷汗、下肢体毛减少） 2. 指甲的色调变化、厚度、干燥状况、形状、嵌甲、长度、指甲周围有无炎症 3. 步行时有无疼痛、下肢变形 4. 腰部、足部疾患的既往病历 5. 有无脑血管障碍引起的麻痹 6. 有无浮肿 7. 有无视力低下	掌握足部病变的种类及严重程度，在制订照护计划时是一个很重要的依据。 确认有无嵌甲、萎缩、槌状趾、甲周炎（发红、肿胀、热感、疼痛、硬结等）。嵌甲易发于拇指，指甲两侧内缘向内侧卷曲，嵌入皮肤，有时伴随疼痛，会发生甲周炎。 步行状态、全身状态的早期判断能有效调整照护计划。

（四）阴部清洁介护

	评估要点	注意事项
阴部状态	男性 1. 阴囊、阴茎皮肤有无病变（发红、湿疹、颜色异常等） 2. 有无从外尿道口分泌出来的分泌物，有无疼痛等症状 女性 1. 外阴部：有无发红、肿胀、浮肿、皮肤病变等 2. 尿道口、阴道口：有无分泌物、出血	阴囊、阴茎的内侧，不容易充分清洁护理。抵抗力减弱时容易发生真菌感染（生殖器念珠菌病等）。 尿道口异常会有感染的危险，如有此症状要报告医生。

（续表）

	评估要点	注意事项
臀部状态	1. 有无发红、糜烂、水泡 2. 有无压疮	尿失禁老人使用纸尿裤时，皮肤容易呈湿润状态，导致发红、糜烂、水泡。 长期卧床的老年人，骶骨部及大传子部易发压疮。
尿失禁	1. 有无尿意 2. 排尿时的症状 3. 尿失禁的种类（急迫性、压迫性、充溢性、功能性等） 4. 排尿检查表（上厕所、纸尿裤的交换时间、有无失禁、尿量、水分摄取状况等）	注意：在进行阴部护理的同时掌握排尿类型，以适合老年人的方法进行援助，使之逐渐能自主排泄。 • 蓄尿障碍：膀胱存尿困难（急迫性、压力性尿失禁）。 • 排尿障碍：由于尿闭，尿积存在膀胱，呈溢满状态（充溢性尿失禁）。 • 由于排泄环境引起的排尿困难：使用纸尿裤。 • 由于不能去厕所引起的失禁（功能性失禁）。
排泄	1. 臀部皮肤的状态 2. 大便的性状、次数	频繁闹肚子、臀部发红、发生糜烂时，进行保护皮肤的软膏处理，以人工肛门用具预防褥疮。另外要探讨痢疾的原因（饮食、经管营养的内容及速度等）。
纸尿裤	是否根据失禁的量，选择了适当的纸尿裤、纸尿垫	

（五）更衣介护

评估要点	注意事项
1. 一般情况 • 身体运动的状况（关节拘挛、有无麻痹等）可采取的体位、关节的可动范围、肌肉力量。 • 生命体征、有无疼痛、出汗状态。	• 穿脱衣所需要评估的能力 1. 穿脱裤子：立位稳定、大腿肌肉力量、膝关节的可动范围。 2. 上衣穿脱：手可以够到相反方向的肩、背部。系扣子：手指的灵巧性和肌肉力量。 • 如果全身衰弱，起不来床，就以卧床的状态进行。如果疼痛强烈，在吃了镇痛药之后进行。在决定穿脱衣方法和时间时需要灵活变通。
2. 老年人的喜好 • 是否穿着他喜好的衣服。 • 老年人是否可以自己脱衣服，在厕所是否有犹豫的时候。 • 在预定有检查时，是否选定了能使检查顺利进行的衣服。	• 穿脱衣是一种有效的日常康复训练。 • 更衣时衣物选择的要点：穿脱容易；不妨碍关节的动作；对治疗、检查无影响；反映老年人的心情、爱好、希望。 • 根据需要，使用系扣器、穿袜器等自助工具，帮助老年人自主进行。

（续表）

评估要点	注意事项
3.衣服穿着时间及污染状况 • 有无食物残渣 • 有无血液污染 • 有无汗渍污染	• 污垢会降低衣物透气性,造成感染。
4.观察穿脱衣动作 • 老年人是否有自己穿脱衣的欲望 • 穿脱衣时有哪些不方便 • 穿脱衣过程中脸色、情绪,有无伴随疼痛、气喘、疲劳等状况	• 穿脱衣是了解老年人残存功能的机会,穿脱衣时要观察是否安全、是否造成痛苦。 • 穿脱衣时观察皮肤状况,确认有无机械性压迫、压疮点皮肤情况。

任务二 介助老人的清洁操作

一、口腔清洁

口腔清洁能有效预防老年人龋齿及牙周疾患并防止其进一步恶化、预防吸入性肺炎及感染。适合脑血管疾病、吞咽障碍、神经变性疾病等老人。但是如果口腔内有舌炎、口疮、牙根严重晃动、疼痛等不适合该操作。

实操过程中要充分利用老年人残存能力,以误咽的危险较小、可以自主保持的体位、张口及吞咽功能水平较低等需要介助的人群为对象。

1. 必需物品

牙刷、牙膏、海绵刷、清舌用具、牙线、棉棒、纱布、围嘴、毛巾、一次性手套、水杯、水、绿茶、托盘、扩口器、排唾液器、吸引器等。

2. 口腔清洁实操流程

操作步骤	操作要点	注意事项
一、口腔擦拭 1.操作前沟通 	• 调整体位为侧卧位(健侧在下)或坐位,将围嘴或毛巾铺在胸前。 • 如果佩戴有义齿,请将其取下。	利用枕头、靠垫、毛巾等使臀部、腘窝、脚底稳定侧卧位。 注意:如果对象是有重症意识障碍、高度张口障碍、会频繁发生误咽、无法进行口腔清洗的老年人。最好由两个人实施。

(续表)

操作步骤	操作要点	注意事项
2. 海绵刷清洁 ① 挤干水分	海绵刷吸入纸杯中的水,在纸杯的边缘挤压,去掉多余的水分。	注意:如果有水滴下,会导致误咽。拧至不滴水的程度。
② 擦拭牙齿	• 将海绵刷平行对准嘴唇插入口腔内,润湿整个口腔。 • 旋转取出海绵刷,用水洗净。 • 同上程序,插入海绵刷,从内(臼齿部)向外(前牙部)去除污垢。依次清除牙齿前面、后面、口腔黏膜(上颚、舌下、颊部)、舌上的污垢。	用水湿润一下会较易装戴。若嘴唇干燥,则用水湿润或涂抹保湿剂即可。使用牙垫、扩口器可以防止认知障碍的老年人等在清洗时咬住海绵刷不放。海绵刷如果脏了要取出,用水洗净。另外,为了预防感染为目的,也蘸取漱口水清洁。
3. 带有导管的刷子清洁 ① 清洗牙齿	• 一只手将导管弯曲,使吸引压力不压迫老年人,另一只手用刷子清洁口腔。 • 放开弯曲的导管,加压吸出水分。	强烈的咽部反射会诱发呕吐,所以在进行吸引操作时,注意不要刺激咽喉后壁引起吞咽反射。
② 排除水分	• 将口腔内积存的洗净用水用吸管排出。	• 随时确认有无误咽。若有误咽的征兆,立即中止洗净,观察情况。
二、刷牙 1. 漱口	• 将水、洗口剂、绿茶(儿茶素茶)等含在口中,鼓起颊部、舌头漱口。	注意:处于口腔期、咽头期吞咽障碍的老人不实施漱口,避免增加误吸。则用浸湿的纱布、海绵刷等擦拭口腔内,使其湿润。 • 如果老年人有口唇闭锁障碍,可用手指按住口唇,促使其用力漱口。
2. 刷牙(巴式刷牙法)	• 在牙刷上抹上牙膏,以 45°角对准牙齿与牙龈交界处,轻压牙刷,使刷毛侧边与牙齿充分接触后来回刷一遍。	• 从上牙的里面向前,按颊部侧面→咬合面→舌头侧面的顺序刷,相反一侧也一样。刷下牙的方法和上牙相同。 注意:偏瘫侧容易积存污垢要仔细清洗。

（续表）

操作步骤	操作要点	注意事项
3. 清洁齿间	• 用齿间刷、牙线去除牙齿间隙、牙龈的污垢。 • 刷完牙后要漱口。如果不能含漱则使用清水纱布、海绵刷等擦去污垢。	• 根据牙医指导选择齿间刷、牙线，使用时不能蛮力插入牙线。
4. 舌部清洁	• 舌刷浸湿后内向外清除污垢后漱口。 • 确认颊部与齿茎之间、舌下等有无残存污渍、多余的水分。	• 变厚的舌苔中的多种细菌也是吸入性肺炎的原因。 • 根据污染程度，反复数次。 注意：不要一次过分清理，强烈搓擦。理想程度为多少留些白色（不堆积即可）。
三、整理记录	• 确认老年人状态，调整为舒适体位。 • 整理物品，按规定消毒处理，记录。	• 观察有无误咽、异常、疲劳等

二、义齿清洁

义齿易藏污纳垢，清洁不当，其表面、凹槽、金属钩环处残留的食物残渣会形成菌斑，长期积累可引发龋病、牙周病、口臭、口腔溃疡等口腔局部疾病。在某些特定的情况下，潜在的病原菌（例如念珠菌）还可能定植于义齿上，研究表明，念珠菌可能在 $25\% \sim 60\%$ 的义齿佩戴人群中引起"义齿性口炎"。

同时，附着在义齿上的其他一些病原菌也可能通过口咽部进入呼吸系统，引起细菌性肺炎；或可能进入循环系统，在易感人群中形成菌血症。有研究表明义齿护理不当将有可能成为疾病的隐患，如心脏病、糖尿病、义齿性口炎、细菌性肺炎等，而细菌性肺炎是老年人位居前列的死亡原因。

清洁前需要确认老年人佩戴义齿时是否有不协调感，义齿有无破损、变形，佩戴义齿部分的牙龈及其周围口腔黏膜的状态。如果口腔内有炎症、疼痛、牙根晃动强烈的老年人要让牙医做进一步检查。

1. 必需物品

义齿专用刷、义齿专用清洗剂、义齿存放盒、一次性手套、水杯、清水、弯盘等。

义齿专用清洗剂有抗菌、抗微生物、防止牙垢附着、除去牙垢、预防口臭、去除引起义齿性口腔炎症和吸入性肺炎细菌的作用。

2. 义齿清洁实操流程

操作步骤	操作要点	注意事项
1. 操作前沟通	• 向老年人说明口腔操作的目的、程序、进行方法、所需时间等,征得同意。	• 为了得到老年人的协助,需要事先进行良好的沟通。
2. 摘下义齿	• 如自己摘不下来,介护士戴上一次性手套,协助摘下义齿。摘下的义齿要放入装水的杯中。	• 局部义齿,则用食指或拇指按住维持装置和卡子,向摘除方向用力摘出。摘下前务必记住卡子的位置。 注意:比较容易摘下的下颌全口义齿、较小的局部义齿不要滑落在口腔内。老年人中常见的呼吸道异物之一就是义齿,义齿的滑落是窒息的原因之一。
3. 口腔清洁	• 摘下义齿后,请老年人进行口腔清理。(参照口腔清洁操作)	• 观察口腔内的状态,确认是否有污物残留,黏膜等是否有异常。
4. 清洗义齿 硬刷 软刷	• 用义齿专用刷及流水洗掉食渣和齿垢,按照义齿牙床、人造牙的顺序清洗。	• 在全口义齿牙床的甲侧、局部义齿卡子与人造牙的结合部容易积存食物残渣及污物,用刷子去除污物。 • 义齿专用牙刷有软刷和硬刷,要区分使用。卡子等金属部分的污渍用硬刷去除,人造牙齿与义齿牙床材质较软,所以用软刷去除污渍。
5. 浸泡清洁	• 将义齿浸泡在义齿专用清洗剂中。 • 将义齿从清洗剂中捞出,用清水洗净。	注意:义齿专用清洗剂可去除色素性的污物。不能适用热水、漂白剂清洗义齿,会导致义齿变形变色。
6. 佩戴义齿	• 佩戴部分牙床义齿时,抓住卡子,沿着戴卡子的牙,用手指轻压人造牙,压至义齿稳定位置。 • 确认义齿是否已正确装入。询问老年人是否有碰到义齿、卡子的地方,是否有不协调感。	在上下颌佩戴义齿时,均从上颚开始佩戴较好。 确认卡子装在了与摘下时相同的位置。如果戴回时错开了原来的位置,会导致义齿破损、使口腔黏膜受伤。

三、入浴照护

清洁入浴可以洗掉皮肤、黏膜的污垢,保持全身的清洁;促进全身的血液循环、新陈代谢。冷热水刺激、水压可缓解全身肌肉、关节的紧张,使老年人身心都得到休息。

1. 必需物品

浴巾、毛巾、入浴用香皂(浴液)、洗发水、护发素、新睡衣、内衣、吹风机、浴室用防滑垫、助行器(需要时)、浴室脚垫、简易扶手等。

2. 普通入浴适合对象

• 得到医生入浴许可的老年人；

• 体力、肌肉力量低下，有麻痹、关节拘挛、需要对洗浴动作进行介助的老年人；

• 有跌倒危险，需要监护的老年人；

• 可独立行走或通过助行器可步行，可以独立进出浴盆的老年人。

3. 普通入浴实操流程

操作步骤	操作要点	注意事项
1. 操作前沟通	• 向老年人说明入浴操作的目的、程序、进行方法、所需时间等，征得同意。	• 如果老年人拒绝入浴。要确认拒绝的理由，不要勉强，可以调整入浴时间。 注意：饭后、空腹不宜入浴。
2. 老人准备	• 测定生命体征，观察老年人一般状态。 • 入浴前敦促排泄。	• 如果发现生命体征有异常（发热、血压高等）要调整入浴时间。 • 入浴中如果产生尿意、便意，在移动过程中体温会下降，匆忙去上厕所容易发生跌倒事故。如果在浴室内失禁，会伤害老年人的自尊。
3. 浴室准备	• 调节浴室温度 26 ℃～28 ℃。 • 浴盆内放入温水，水温约38 ℃～40 ℃。 • 准备更衣室、浴室用的椅子，浴室脚垫等。	• 温度感觉有个体差异，即使是适宜的温度，也要向老年人确认。 • 水温要用温度计或者腕内试温。 • 检查更衣室、浴室有无障碍物，地板是否湿滑，排除跌倒隐患。
4. 老年人进行准备	• 引导老年人到浴室 • 协助进行脱衣	• 根据老年人 ADL 日常生活活动能力，引导老年人拿着必备物品到更衣室。进入更衣室，关门。如果是轮椅，刹车后移乘到更衣室椅子上。 • 如果站立困难，要考虑请其扶着扶手或者介护士的肩膀站起，脱下裤子。
5. 进行入浴介助	• 引导老年人到浴室，请其坐在淋浴椅上。 • 注意淋浴的水温，一边与老年人确认，一边从脚下部倒水。 • 使用沐浴液起泡，轻轻冲去身体的污垢。	• 确认水温不能高于 40 ℃，如果前面的人入浴使用的水温过高，会突然流出热水，造成烫伤。
6. 协助入浴盆	• 帮助偏瘫老人进入浴盆。 • 请老人用健侧的手抓住扶手，介护士站在患侧，进行介助支援。	• 在步行不稳的时候，进入浴盆时需要介助。 • 进入浴盆时容易失去平衡，有跌倒的风险，要扶住扶手慢慢下蹲，同时在浴盆底铺上防滑垫。

（续表）

操作步骤	操作要点	注意事项
7. 坐位洗浴	• 泡在水里,直至身体暖和。可以用喷头强劲的水花喷洒身体,利用水流按摩皮肤的功能,促进全身血液循环。 • 进行洗发、身体清洁介助。观察老人全身,确认皮肤是否有异常(皮肤、湿疹、压疮初期、浮肿等)。	• 如果是室内浴盆,偏瘫老人以坐位入浴,在浴盆旁边放置一把与浴盆相同高度的洗浴椅协助。 • 进入浴盆期间注意监护,如果老人说不舒服可以用冷水浸泡毛巾,拧干后擦拭脸部、胸部,以缓解症状。中断入浴,测定生命体征。 • 考虑维持残存机能。配合老人的日常生活活动能力 ADL,对背部、脚部等难以够到的地方进行入浴介助。腋窝、腹股沟等由于松弛,皮肤褶皱处容易残留污垢,要帮助老人充分清洁。
8. 协助出浴盆	• 用水清洁身体。 • 协助老人离开浴盆,擦干身体水分,向更衣室移动。	• 出入浴盆和向更衣室移动时引导老人,避免跌倒。 • 移动时尽可能使用老人残存能力,可以借助辅具完成位置转移。

91

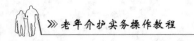

(续表)

操作步骤	操作要点	注意事项
9. 入浴后介助	• 请老人坐在更衣室的椅子上,用浴巾裹住身体,擦去水分。 • 进行穿衣介助。 • 用吹风机吹干头发,梳理头发。 • 根据老年人的日常生活活动能力进行介助,送回房间。	• 如果老年人站立困难,在更衣室椅子上铺上浴巾,擦去臀部水分。 • 老人皮肤容易干燥,入浴后选择适合的乳液进行保湿。 • 使用吹风机时要注意距离,预防烫伤。
10. 观察状态	• 观察老年人生命体征、一般状态。 • 入浴后指甲会变软,可以帮助老年人修剪指甲。	• 入浴容易引起血压变动,会出现低血压。观察老人的脸色和状态,情绪是否有异常。
11. 敦促老年人补充水分	• 为了预防脱水,可以补充 200 ml 左右的水。	• 根据老年人的喜好,推荐白开水、茶、果汁饮料等。
12. 协助老人休息	• 入浴后建议老人暂时休息,协助调整舒适体位后退出房间。	• 将紧急呼叫铃放在老人能够得到的地方,方便老人不舒服时求助。
13. 进行浴室清扫、消毒	• 如果老年人有皮癣等感染,根据感染情况,探讨入浴操作流程和方法。 • 浴盆、浴室进行消毒处理,并整理浴室内部。	• 浴室使用之后要依照规定进行清扫和消毒,预防细菌滋生和感染。 • 所有用品整理归位。

4. 机械浴实操流程

操作步骤	操作要点	注意事项
1. 操作前沟通	• 向老年人说明入浴操作的目的、程序、进行方法、所需时间等,征得同意。 • 测定生命体征,观察老年人一般状态。 • 准备好入浴的必需物品。	• 准备好轮椅。向老人说明,从床移动到轮椅。可以把必需物品放在膝盖上,转移到浴室。
2. 做好浴室、老年人的准备	• 调整浴室的温度 26 ℃~28 ℃。 • 入浴前确认纸尿裤,敦促其排泄。 • 坐位浴(椅浴)使用轮椅进行移动。 • 用轮椅将老年人送至浴室。确认洗浴椅子、轮椅刹车。	• 更衣室、浴室的温度调整到适宜温度。每个人温度感觉有差别,要向老人确认是否感觉到冷。 • 考虑到所需要的时间,事先完成排泄。如果插有膀胱留置导尿管,需要拔下导尿管连接部分,用夹子夹紧,固定导尿管。

（续表）

操作步骤	操作要点	注意事项
3. 转移到洗浴椅 坐位浴（椅浴） 	• 在轮椅上脱衣服后移动到椅子上。老人扶着扶手从轮椅上站起，一位介护士将轮椅移开，插入洗浴椅后老人慢慢坐下。 • 两人进行介助，协助老年人深深坐在椅子上，后背靠在靠垫上，保持安全性。	• 为了移动时安全，建议两个人移动老年人到洗浴椅子上。
4. 稳定洗浴椅 	• 协助老年人到洗浴处，确认刹好洗浴椅刹车。	• 在清洁身体时如果洗浴椅移动，可能导致老人跌倒。
5. 清洁 	• 注意淋浴的水温，一边和老年人确认，一边从脚底部开始淋水。 • 进行洗头发、身体清洁介助。清洗过程中尽量让老人多参与，肢体活动范围外的部分可以由介护士协助，例如背部、脚部。	• 边观察老年人的状态边进行入浴介助。洗发、身体清洁一般从末梢向中枢，循环进行。注意观察老人身体体温，如果身体变冷可以适当用花洒向背部淋水。
6. 进入浴盆 	• 系紧洗浴椅子的安全带，抬起移动杆，进入浴盆。 • 介护士向浴盆内放入适量的水，水温 38 ℃～40 ℃，水位在老人胸口位置。 • 热水浴时间不能太长。	• 进入浴盆时要系紧安全带，使身体浮在水面，避免事故发生。 注意：对于患有冠心病、高血压、脑血管硬化的老人要控制热水浴时间，以免引起脑血管意外或心肌梗死。

（续表）

操作步骤	操作要点	注意事项
7. 出浴盆 	• 入浴结束后从水中出来,擦拭身体,坐到浴椅上,移动到更衣室。 • 移乘到铺有浴巾的轮椅,擦干身体水分。	• 如果老年人站立困难,在更衣室椅子上铺上浴巾,擦去臀部水分。
8. 进行入浴后介助 	• 老年人皮肤容易干燥,入浴后选择适合老年人的乳液进行保湿。 • 进行穿衣介助。 • 用吹风机吹干头发,梳理头发。 • 根据老年人的日常生活活动能力进行介助,送回房间。	• 使用吹风机时要注意距离,预防烫伤。
9. 观察老年人入浴后的状态	• 观察老年人生命体征、一般状态。	注意:入浴容易引起血压变动,会出现低血压。观察老年人的脸色和状态,情绪是否有异常。 • 入浴后指甲会变软,可以帮助老年人修剪指甲。
10. 敦促老年人补充水分	• 为了预防脱水,可以补充 200 ml 左右的水。	• 根据老年人的喜好,推荐白开水、茶、果汁饮料等。
11. 协助老人休息	• 入浴后建议老人暂时休息,协助调整舒适体位后退出房间。	• 将紧急呼叫铃放在老人能够得到的地方,方便老人不舒服时求助。
12. 进行浴室清扫、消毒	• 如果老年人有皮癣等感染,根据感染情况,探讨入浴操作流程和方法。 • 浴盆、浴室进行消毒处理。并整理浴室内部,所有用品整理归位。	• 浴室使用之后要依照规定进行清扫和消毒,预防细菌滋生和感染。

任务三　介护老人的清洁操作

一、足部清洁

足部是我们人体的第二个心脏,足部的末梢血液循环会直接影响老年人健康。脚步重心的承接方式与脚部问题相关,平时照护时要观察老年人步行的步距、步幅、脚尖打开的角度、一步所需时间和左右差、脚迈出及着地状态、步行时身体的倾斜及平衡。

老年人的步行疼痛,有各种原因。如变形性膝关节症、腰疼、关节炎等骨、关节疾患;还有鸡眼、蜂窝组织炎等皮肤疾患;闭塞型动脉硬化的循环障碍、嵌甲等的指甲异常。要明确这些疾患的原因,需要专业医生进行治疗。另外,进行合适的鞋垫、鞋,进行改善循环的按摩、足浴等照护能有效改善疼痛。

(一) 足部照护

1. 必需物品

一次性手套、足底锉刀、细颗粒纸锉、温水、纱布、毛巾、喷雾器等。

2. 足部照护实操流程

操作步骤	操作要点	注意事项
1. 操作前沟通	• 向老年人说明足部照护操作的目的、程序、进行方法、所需时间等,征得同意。	• 为了得到老年人的协助,需要事先进行良好的沟通。
2. 观察足部	• 戴一次性手套。触摸足部全体。 • 触摸足背动脉,观察循环状态。 • 观察鞋的形状及鞋垫。 • 介护士边观察脚趾状态边进行说明,帮助老年人观察、触摸脚部。	• 有老年人对观察足部有抵抗感,触摸前要温暖双手。 • 足趾间因为皮肤很密,易产生湿润环境,发生脚癣,要特别观察。 • 足背动脉保持足背的血液循环,后胫骨动脉保持足底的血液循环。如触摸不到动脉,就要考虑末梢动脉疾患。 • 承受压力的部分,鞋垫也会磨损,可据此判断加压部位。
3. 将观察的结果告诉老年人,进行记录	• 说明老年人现在脚部的状态。 • 记录老年人的脚部状态。	• 由此促进老年人了解自己的身体,提高对脚部的关心程度。 • 足部状态是衡量疾患、身体状态的一个标尺,通过记录,及时掌握变化。
4. 有胼胝的足部照护 足底压高的部位	• 将足底和足底锉刀用温水润湿。 • 用足底锉刀轻锉足底变硬的部位和进行过胼胝处。 • 用细颗粒纸锉护理整个脚部。 • 用湿的纱布擦去角质。 • 用毛巾擦干。	• 由于摩擦,老年人有时会感到发烫,可用喷雾器润润湿。 • 观察角质状态,确认皮肤硬度。 • 擦拭彻底,不要有残留。

(续表)

操作步骤	操作要点	注意事项
5. 预防方法	• 向老年人说明胼胝的形成原因和预防方法,指导他选择合适的鞋、鞋垫。 埃及型脚　希腊型脚　正方形脚 斜角形　弧形　方形	• 埃及型:拇指最长→适合斜角形鞋。 • 希腊型:第二趾比拇趾长→适合弧形鞋。 • 正方形型:脚趾长度大体相同→适合方形鞋。

(二) 足浴

1. 必需物品

水盆(或足浴用桶)、热水瓶、一次性垫单、清洁剂、一次性手套、毛巾(或纱布)、浴巾、保湿乳液、指甲刀、温度计等。

2. 适合对象

适合需要安静、处于不能入浴状态的老年人,血压变动剧烈的老年人不能进行该操作。

3. 足部清洁实操流程

操作步骤	操作要点	注意事项
1. 操作前沟通	• 向老年人说明足部清洁操作的目的、程序、进行方法、所需时间等,征得同意。 • 操作前敦促排泄。	• 为了得到老年人的协助,需要事先进行良好的沟通。 • 足浴与全身擦拭共同进行,可以代替入浴,促进睡眠。操作时间控制在5~15分钟。
2. 环境准备	• 调节病房室温在 24 ℃~28 ℃。 • 准备必需物品,水温为38 ℃~40 ℃。 • 如为多病床病房,则关好床帘。如为单间,则关好门。调整护理床为水平状态。	• 以房内温度计确认温度,与老年人确认室温适宜。 • 准备温度略高一些的水,在水变冷后可以加温。 • 因为要露出皮肤,注意保护个人隐私。
3. 老人准备	 • 根据老年人 ADL 能力调节到舒适的体位,可以端坐床边或者卧位在床上进行。 • 垫好一次性垫单,上面放好水盆或者足浴用桶。	• 睡衣(裤)的下摆如太长,将其卷起,不要弄湿。

(续表)

操作步骤	操作要点	注意事项
4. 足部清洁	• 观察脚部状态:是否冰冷、疼痛、皮肤颜色、干燥状态、浮肿、变形、关节拘挛、指甲变形、肥厚。 • 从脚尖开始,慢慢地全脚浸入水中。确认水温,是否有不快感。 • 浸泡 3 分钟后,戴上一次性手套,用手轻搓两指之间、脚踝、脚后跟,搓去死皮等污垢,然后洗净。 • 全脚涂上保湿乳液,进行按摩。	• 注意是否有循环障碍。如果有足癣,注意不要扩大感染。 • 不要弄脏床单、地板。根据污垢程度,也可轻轻涂上起泡的清洗剂。 • 把脚趾间也洗干净,充分擦干。如果老年人状态良好,可以修剪指甲。 方形　斜线形　过度修剪 • 注意保湿,按摩能进一步改善血液循环,放松身心。
5. 整理记录	• 观察老人生命体征有无变化,协助调整舒适体位后退出房间。	• 将紧急呼叫铃放在老人能够得到的地方,方便老人不舒服时求助。

二、阴部清洁

阴部清洁能去由分泌物、排泄物带来的阴部污垢,保持老人清洁,预防由于失禁湿润皮肤导致黏膜损伤(纸尿裤、褥疮等),预防尿道感染。

1. 必需物品

纸尿裤、防水床单、一次性手套、温度计、阴部用毛巾、浴巾、纱布、便器、阴部清洗瓶、适量温水、清洁剂等。

2. 适合对象

处于不能洗浴状态的老年人;使用纸尿裤、膀胱留置插管的老年人。体力显著低下、难于变换体位的老年人不适合该操作。

根据老年人 ADL 情况选择适合的体位,一般为仰卧位,也可以选择在带温水冲洗坐便器或简易厕所进行阴部清洗。

3. 阴部清洁实操流程

操作步骤	操作要点	注意事项
1. 操作前沟通	• 向老年人说明阴部清洁操作的目的、程序、进行方法、所需时间等,征得同意。 • 操作前敦促排泄。	• 时间控制在 20~30 分钟。 • 根据老人日常生活能力情况,由 1~2 名介护人员进行操作。 • 事前完成排泄。也可以配合更换纸尿裤时间进行。饭后不宜立刻进行该操作。

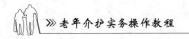

（续表）

操作步骤	操作要点	注意事项
2. 环境准备	• 调节病房室温在 24 ℃～28 ℃，注意空调风不要直接吹到老年人身体上。 • 在洗净阴部时，用水瓶中准备的微温水，水温为 38 ℃～39 ℃。 • 整理床边环境。将必需物品（纸尿裤等）放在介护士手可以够到的地方。 • 如为单间，则关好门。如为多病床病房，则关好床帘。调整护理床为水平状态。	• 以房内温度计确认温度，与老年人确认室温适宜。 • 用温度计确认水温。对于局部麻痹、知觉障碍老年人，烫伤的风险很高。 • 因为要露出隐私部位，注意保护老人隐私。
3. 老人准备	• 将铺盖叠为扇形，将老人臀部铺上防水床单。 • 如穿着睡衣（裤子等），至褪下裤子。如果是浴衣类，把浴衣卷到腰部。用浴巾或毛巾被盖住腰到下肢的部分。	• 使用纸尿裤的老年人，为了不弄湿、弄脏病床周围，确认纸尿裤是否紧贴臀部。 • 穿脱衣服、换纸尿裤时，如果老年人站起来困难，采取侧卧位。
4. 防水措施	• 介护士戴好一次性手套。将纸尿裤的前部打开，用叠好的阴部用毛巾在阴部周围围成防水圈。	• 留意老年人的感受，也注意不要污染床单。
5. 清洗会阴 （女性） （男性）	• 使用清洗阴部清洗瓶，将微温的水分数次冲洗阴部。 • 清洗剂起泡后洗净。 女性打开大阴唇，从前向后冲洗干净。男性需要洗净龟头部、阴茎、阴囊（展开皱纹）。 • 擦去多余的水分。 • 确认阴部皮肤、黏膜有无发红，布疹等的异常。	• 再次确认水温，避免发生烫伤。 • 使用纱布（阴部用毛巾、布），肥皂起泡亦可。 注意：插有膀胱留置插管的老年人，在清洗尿道口时，注意插管的管路问题。由于插管的机械性刺激，会提高尿道口损伤、尿路感染的风险。注意不要用手拉插管，将其固定后进行清洗。清洗完毕后，用橡皮膏固定。 • 阴部皮肤、黏膜易受伤，所以不要用力擦洗。如污垢较多，用毛巾或纱布（阴部用）洗净。 • 阴部温度、湿度较高，易被污染。

操作步骤	操作要点	注意事项
6. 清洗臀部、肛门周围	• 采取侧卧位(健侧在下)。从臀部到肛门周围用清洗剂清洗。 • 使用阴部清洗瓶,洗掉泡沫。 • 用毛巾等擦干水。 • 更换新的尿不湿(参照排泄介护内容)。 • 为老人整理衣服。	注意:1. 取侧卧位时,由于体位的变化,会促使排尿,导致失禁。所以要用垫子盖住前面,进行体位变换。 2. 意识水平低下的老年人在进行体位变换时,注意床栏不要碰到上肢,避免发生受伤、插管移位等问题。 • 最小限度进行体位转换,注意动作轻柔。 • 避免对皮肤和黏膜的刺激,可以轻拍擦干水。确保完全擦干,尤其是皮肤褶皱之间。 • 如果老人大小便失禁,清洁后在相关部位使用保护性软膏,例如凡士林。
7. 整理记录	• 整理物品,处理污物。 • 观察老年人生命体征有无变化,协助调整舒适体位后退出房间。	• 将紧急呼叫铃放在老人能够得到的地方,方便老人不舒服时求助。

三、全身擦拭

全身擦拭可以去除老年人全身皮肤、黏膜的污垢,保持身体清洁。擦拭过程中的适度按摩可以促进血液循环,促进皮肤、黏膜的新陈代谢。腹部按摩可以促进肠胃蠕动,同时也是观察全身状态的机会,可早期发现皮肤、黏膜的异常。

1. 必需物品

水盆(放入 50 ℃左右的温水)、保温瓶、浴巾、棉毯、毛巾被、擦拭用毛巾(身体擦拭用和阴部擦拭用要分开)、阴部清洗瓶(同时进行换纸尿裤时)、纱布(洗净阴部用的柔软的棉布等)、清洗剂、温度计、睡衣、内衣(前开的 T 恤衫、内裤、纸尿裤等)。

2. 适合对象

体力低下的老年人、需要安静的老年人、不能进行入浴的老年人。体力显著低下、难于变换体位的老年人不适合该操作,改为局部清洗。

根据老年人 ADL 情况选择适合的体位,一般为仰卧位。

3. 全身擦拭实操流程

操作步骤	操作要点	注意事项
1. 操作前沟通	• 向老年人说明全身擦拭操作的目的、程序、进行方法、所需时间等，征得同意。 • 操作前敦促排泄。	• 操作时间控制在 20～30 分钟。 • 根据 ADL 能力，事前完成排泄。饭后不宜立刻进行操作。
2. 环境准备	• 调节病房室温在 24 ℃～28 ℃，注意空调风不要直接吹到老年人身体上。 • 如为单间，则关好门。如为多病床病房，则拉好床帘。调整护理床为水平状态。 • 整理床边环境。将必需物品（睡衣、内衣、浴巾、纸尿裤等）放在介护士触及范围内。 • 擦浴水温调整为 47 ℃～50 ℃。	• 以房内温度计确认温度，与老年人确认室温适宜。 • 注意保护个人隐私。 • 带水拧毛巾，温度会下降 10 ℃左右，用毛巾擦拭时老年人会感到寒冷，所以水温要准备得略高一些。
3. 老人准备	• 取仰卧位。调整护理床至水平状态。 • 将被子 S 形叠放床尾。为老人盖上棉毯、毛巾被。	• 根据老年人 ADL 能力，也可以坐位进行。 • 避免弄脏被子。同时毯子更为轻薄，方便进行操作。
4. 脸部擦拭	 • 按照脸→上半身→下半身的顺序，从上到下进行。 • 清洗脸、颈部。顺序为：眼（从内眼角到外眼角）→鼻子、鼻子周围→嘴周围→额头（至发际）、脸颊、耳部→颈部（从后向前），清洗后擦干水。	• 为了防止毛巾的末端碰到老年人的身体，使老年人感到凉，一般方法是将毛巾卷在较灵活的手上擦拭。 叠加，手插进去 • 为了保护眼睛，最先擦眼。从内眼角到外眼角慢慢擦拭，注意不要过于用力。擦一遍之后，将毛巾换到另一面。 注意：如果使用了洗面奶等清洗剂，为了去除残留成分，擦拭两次以上。
5. 上肢擦拭	 • 脱去上半身的衣服，考虑到寒冷和隐私，用浴巾、毛巾毯盖住身体，最小限度露出皮肤。 • 清洗上肢。按照手→小臂→大臂→肩膀→腋窝的顺序进行。 棉毯　斜铺浴巾 浴巾 从末梢向中枢 握住手腕 指尖　指甲 两指之间 手纹　拇指 手背 手腕	• 如果是浴衣式的睡衣，则可以直接全部脱掉，用浴巾盖住身体，只露出擦拭的部分。如果是上下分开的浴衣，则分别脱下。 注意：上肢麻痹的老人，先从健侧开始脱掉袖子。如果小臂正进行静脉点滴，从不进行点滴的一侧开始脱。 • 从四肢末梢向中枢进行擦拭，促进静脉血、淋巴液的流动。 • 以仰卧位进行时，在下面铺上毛巾，用擦拭毛巾一边盖住身体一边擦拭。 • 指间、腋窝等皮肤较密的部位，要特别仔细地擦拭。在擦拭过程中确认老年人是否有寒冷、疼痛感。

(续表)

操作步骤	操作要点	注意事项
6. 上半身擦拭	• 以仰卧位擦拭胸部（前胸部、侧胸部）、脐部、腹部。擦拭背部时采取侧卧位。 • 擦拭时要注意保暖，最小限度露出皮肤。 	• 腹部擦拭时可以辅助按摩，刺激排便。 • 确认全身皮肤是否有压疮的征兆（发红等）。
7. 下半身擦拭	• 擦拭老年人下半身，在两下肢下面铺上浴巾，然后以小腿→膝关节→大腿的顺序擦拭。 • 阴部清洁参照之前内容。	• 浴衣款式的睡衣，可先从下肢开始擦拭。擦拭背部后，再穿好衣服。 • 可适度地用力擦拭，这样可以促进血液循环，预防下肢静脉血栓。 注意：如果老年人状态稳定，可以在擦拭的同时进行手浴、足浴。
8. 整理记录	• 整理物品，处理污物。 • 观察老人生命体征有无变化，协助调整舒适体位后退出房间。	• 将紧急呼叫铃放在老人能够得到的地方，方便老人不舒服时求助。

四、床上洗头

老年人由于头部血液循环差，长期不洗头容易堵塞毛孔，出现头屑，引起脂溢性皮炎。定期为老年人洗头、配合梳子梳头发，可以促进头部血液循环，提高新陈代谢。

1. 必需物品

• 以洗发车进行：洗发车、防水床单、温水、一次性手套、温度计、浴巾、毛巾、防水披肩（或毛巾）、棉球、纱布、洗发水、护发素、吹风机、梳子、睡衣（如要换洗）等。

• 洗发器（不能用洗发车时）、温水、花洒等。

2. 适合对象

需要安静，不能入浴的老年人。

以下老年人不能实施床上洗头：处于发热、血压变动剧烈等状态不稳定；体力显著低下；不能采取洗发体位（头部、颈部需要安静，中耳炎，状态不稳定等），头部外伤、颅内压高）。

3. 床上洗头实操流程

操作步骤	操作要点	注意事项
1. 操作前沟通	• 向老年人说明床上洗头操作的目的、程序、进行方法、所需时间等,征得同意。 • 测量生命体征,观察老年人状态,采用合适的洗发体位。	• 饭后不适合立刻洗头。操作时间控制在 15~20 分钟。 • 如果老年人体力弱,可以进行干洗。
2. 环境准备 	• 调节病房室温在 24 ℃~28 ℃。 • 如为单间,则关好门。如为多病床病房,则拉好床帘。调整护理床为水平状态。 • 确认洗发车是否正常工作。花洒出水是否顺畅,调节水温至 40 ℃左右。 • 将洗发车移动至床边并固定。 • 卸下病床枕头一侧的床框,调整护理床和洗发车的位置,以方便操作为准。	• 以房内温度计确认温度,与老年人确认室温适宜。 • 注意保护个人隐私。 • 水温超过 45 ℃就会发生烫伤,需要注意。 注意:如果老年人头部枕在洗发车上,洗发车发生移动会导致受伤。为了安全一定要确认洗头车所有脚轮刹车都刹住。 • 调解护理床、洗头车的高度在同一水平线,保护老年人的腰部。
3. 老年人准备 	• 取出枕头。在老人身下铺好防水床单,身上铺上浴巾保暖。 • 在老年人的颈部裹上毛巾,再围上防水单。 • 调整体位,确认老人头部没有不适、疼痛感。	• 调整体位时,根据情况可以两人或者三人一起。
4. 清洁头发 	• 梳理头发。 • 介护士用手确认温度适宜后慢慢淋湿老人头发。向老人确认水温是否合适,将全部头发淋湿后,关上花洒开关。 • 挤适量洗发水充分起泡。头皮全部抹上泡沫,用指腹轻柔按摩清洗。 • 洗掉泡沫。请老年人将脸侧向一侧,露出后头部。为了避免水进到耳朵里,用手盖住耳孔,进行清洗。 • 重复上述过程,清洗两遍。确认清洗是否充分,有没有残余泡沫的地方(发际、耳朵周围、后脖颈发际等)。	• 如果头发缠绕在一起,不要勉强,从发梢开始梳理。 • 过热的水有烫伤的危险,所以洗头之前,介护士务必确认水温。 • 为了提高清洁效果,减少摩擦损伤,待洗发水充分起泡后再使用。 • 不要用指甲抓、抠,容易伤到头皮,使用指腹。 • 为了避免进水,可将棉球塞入两耳。 注意:在洗头过程中要注意观察老人情况,如果发现面色、脉搏、呼吸异常时应立即停止操作。 • 泡沫清洗不充分容易导致头皮过敏、湿疹等。

操作步骤	操作要点	注意事项
5. 吹干头发	• 擦干头发,撤离洗头车,协助老人头部转移到床单、浴巾上面,调整体位。 • 用吹风机吹干头发,梳理。	• 使用吹风机时要注意距离,预防烫伤。
6. 整理记录	• 观察老年人生命体征有无变化,调整到舒适体位后退出房间。 • 整理物品,将洗发车污水清洗干净,放回规定地方。	• 将紧急呼叫铃放在老人能够得到的地方,方便老人不舒服时求助。

五、为卧床老人床上更衣

老人体力衰退、机体抵抗能力变弱,体温调节功能降低,皮肤汗腺萎缩,导致冬天怕冷、夏天惧热。老人贴身衣物最好挑选棉布材质,不宜穿化纤类。因为化纤内衣带静电,对皮肤有刺激作用,容易引起皮肤瘙痒。衣服要求轻软合体、触感舒适,衣服样式要简单、穿脱方便,卧床老人宜穿对襟服装。

1. 必需物品

卧床老人:内衣、干净衣服、袜子、洗衣袋(需要时)、手推车。

偏瘫老人:辅具(系扣器、穿袜器等)、袜子、洗衣袋(需要时)、干净衣服。

根据老人的 ADL 能力、肌力、肌张力、关节活动度情况,发挥残余功能,例如解开纽扣、抬臀、抬脚等。尽量让老人自主完成,必要时提供帮助。

2. 床上更衣实操流程

操作步骤	操作要点	注意事项
1. 操作前沟通	• 向老人说明更衣操作的目的、程序、进行方法、所需时间等,征得同意。 • 让老人自己选择替换衣服。	• 操作时间控制在 20～30 分钟。 • 换衣服可以提高老人情绪,为生活带来活力,要尊重老人意志,给他选择权和掌控权。
2. 环境准备	• 调节病房室温在 24 ℃～28 ℃。 • 如为单间,则关好门。如为多床病房,则拉好床帘。调整护理床为水平状态。	• 以设置在病房的温度计确认温度,与老人确认房内温度适宜。 • 注意保护个人隐私。

（续表）

操作步骤	操作要点	注意事项
3. 更换上衣	• 介护士放下一侧床档，S形折叠被子于床尾。老人平躺护理床。 • 协助老人解开纽扣。以肩部、肘关节、手的顺序脱衣。如有拘挛、偏瘫，先脱健侧，再脱患侧。穿衣时，先穿患侧后穿健侧。 • 协助老年人向对侧翻身（背朝介护士），取侧卧位。脱下脏衣服一侧的袖子，向内侧团好，放在老人身体下面。 • 介护士协助穿上新衣服的一侧袖子，确认领口位置，展开前身穿好，将新衣服团好放在老年人身体下面。 • 协助老年人翻身，面向介护士方向，取侧卧位。脱掉另一侧脏衣服袖子，同时从身下拿出新衣服披在身上，协助穿上干净衣服的袖子，并系好扣子。 • 抚平褶皱，整理衣服。 • 把脏衣服放入洗衣袋。	• 根据老年人的实际情况，可以用手握住床档稳定体位。 • 注意：确认另一侧的床档安装好，防止坠床。 • 根据老年人手部情况，必要时使用穿衣系扣器辅助。 • 如从手部开始脱，肘关节会卡在袖子上，增加老年人的负担。 • 注意：瘫痪侧容易发生拘挛，导致关节活动范围变小，如果进行可动范围之外的弯曲、伸展，会引起脱臼、骨折等事故，更衣前一定做好肌力、肌张力评估。 • 穿袖子时介护士协助把袖子整理成筒状，方便老年人穿脱。 • 褶皱是压疮发生的原因之一。 • 注意：过程中注意观察全身皮肤干湿状态，特别注意骶骨部等压疮点。

（续表）

操作步骤	要点	注意事项
4. 更换裤子 	• 协助老人双腿屈曲,抬起臀部,将裤子褪至腿部。 • 协助老人抬起膝盖,脱下脏裤子。 • 将新裤腿整理成筒状,协助老年人抬脚穿上,并拉至臀部。 • 协助老年人双腿屈曲,抬起臀部,将裤子提至腰部。 • 抚平褶皱,整理衣服。 • 将脏衣服放入洗衣袋。	• 如果老人无法抬起脚、臀部,可以采用床上翻身穿脱裤子。 • 为了保护隐私,实际操作时可以用毛毯遮盖下肢。 • 褶皱是压疮发生的原因之一。
5. 整理记录	• 观察老年人生命体征有无变化,调整到舒适体位后退出房间。 • 整理记录,脏衣服消毒清洗。	• 将紧急呼叫铃放在老人能够得到的地方,方便老人不舒服时求助。

老年清洁介护项目实践

（一）清洁介护案例

沈爷爷85岁,身高173 cm,体重61公斤,现入住养老机构801房间6床,已婚,配偶入住同一养老院。沈爷爷从小跟随爷爷奶奶长大,幼时其父在抗日战争中牺牲。中专毕业进厂,从一名普通工人成长为国企党委书记,有较高退休金,子女有时补贴。沈爷爷开朗热情、幽默,喜欢与人交流沟通。空闲时间喜欢喝茶、看电视、打麻将。饮食喜欢吃稀饭、米粉、糖包子、红烧鱼、蔬菜、花生米。家里有两个儿子,一个女儿,大儿子已经去世,两个孙子、一个外甥。

既往病史:5年前确诊认知功能障碍。3年前确诊帕金森,腔隙性脑梗。2021年1月因摔倒造成胸12椎压缩性骨折、尾椎骨折,经过医院住院治疗出院后入住养老机构。

目前状况:由于骨折疼痛,沈爷爷只能卧床养病,导致近期情绪焦虑、抑郁问题较突出。

语言方面尚能正常沟通。养老机构定期为爷爷做全身擦拭、床上洗头等清洁照护。最近天气炎热,爷爷表示出汗身上不舒服。

(二)实训步骤

第一步:教师下达实训项目,并讲解说明。

第二步:每组 3～4 人进行分组,到所在城市深度合作养老机构观摩具体清洁操作流程,在企业导师指导下完成实操,拍摄实操完整过程。

第三步:拍摄的视频上传课程网站,拍摄过程注意保护老年人隐私。

第四步:针对最终操作视频完成学生自评、教师评价、企业导师评价。

(三)思考并实践

请根据案例,完成全身擦拭、床上洗头,帮助爷爷更换新的薄款衣服。要求学生在实操中尊重老年人的文化和信仰,保护老年人隐私。

任务评价表

组名：		组员姓名：			日期：				

评价内容		自我评价			教师评价			企业导师评价		
学习目标	评价内容	优	良	中	优	良	中	优	良	中
知识目标	口述各项清洁操作所需设施设备和用品									
	口述各项清洁操作的详细流程									
	口述压疮产生原因									
能力目标	能够正确进行口腔评估、入浴前评估									
	能够正确使用 Norton 压疮风险评估量表评估压疮风险									
	能够协助老人完成口腔清洁和入浴清洁									
	能够独立完成卧床老人床上擦拭和床上洗头操作									
素质目标	具有爱心、耐心、细心的工作态度									
	具有团队协作的工作意识									
	具有尊老、爱老、助老、护老的服务意识									
	清洁操作过程中尊重老年人的文化及信仰									
技能实训	为卧床老人全身擦拭实操									
	为卧床老人床上洗头实操									
	为卧床老人更换衣服实操									
小组合作	小组全员参与									
	小组成员相互配合									
	小组工作氛围融洽									
整体评价	□ 优秀　　□ 良好　　□ 合格									
教师建议										

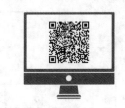

 项目四
饮食介护实务

日常饮食不只是生理层面的生命力延续,更具有某种程度抚慰心灵、享受生活品质的象征意义。而老年人往往因唾液分泌减少、吞咽困难,再加上味觉、嗅觉的敏感度下降,对食物的喜好渐渐失去兴趣,甚至导致咀嚼、吞咽困难、摄食不足或不均衡,使体重下降,造成营养不良。因此,适当的饮食照护,对于老年人而言,可同时摄取到营养和感受到愉悦;更重要的是,能够保有自主进食的掌控感和乐趣,对于提高老年人生活质量具有重要意义。

 ## 知识目标

(1)了解老年人群饮食种类及营养需求,掌握预防老年人营养不良的相关知识;
(2)理解老年人的营养评估及吞咽评估方法;
(3)熟悉吞咽障碍老人饮食介护要点;
(4)掌握鼻饲老人的饮食介护要点。

 ## 能力目标

(1)能独立指导卧床老年人进食、进水;
(2)能正确使用量表独立评估老年人的营养状况、吞咽功能;
(3)能独立完成吞咽障碍老人的饮食饮水介护操作;
(3)能独立完成鼻饲老人的饮食饮水介护操作。

 ## 素质目标

(1)具备基础专业素养,能细心、耐心为老年人实施饮食饮水照护;
(2)具备责任心,积极开展健康教育,提升老年人健康饮食意识。

任务一 饮食介护基础

一、饮食介护基础

老年人进食较普通成年人有很大区别,吞咽、咀嚼及消化的能力来说都弱于一般成年人,为保证老年人营养和热量,保证其顺畅安全进食,应由照护人员加以介护。

(一) 老年人饮食种类

一般把老年人饮食分为基本饮食、治疗饮食和试验饮食三种。根据老年人咀嚼、消化能力及身体需要,又将基本饮食分为普通饮食、软质饮食、半流质饮食、流质饮食四类,见表4-1。

表4-1 老年人饮食种类

饮食种类	适应人群	饮食详情
普通饮食	适用于不需要特殊饮食的老年人	老年人可根据自己的喜好,选择可口容易消化且营养素平衡的食物。对于无咀嚼能力和不能吞咽大块食物的老年人,可将普通饮食加工剁碎或用粉碎机进行破碎后食用。
软质饮食	适用牙齿有缺失、消化不良、低热、疾病恢复期的老年人	食物要以软烂为主,如软米饭、面条。菜肉应切碎煮烂,容易咀嚼消化。
半流质饮食	适用于咀嚼能力较差和吞咽困难的老年人	食物呈半流质状态,如米粥、面条、馄饨、蛋羹、豆腐脑等。此类饮食无刺激性,纤维素含量少且营养丰富。
流质饮食	适用于进食困难或采用鼻饲管喂食的老年人	食物呈流质状态,如奶类、豆浆、藕粉、米汤、果汁、菜汁等。此种饮食因所含热量及营养素不足,故不能长期食用。

治疗饮食是在基本饮食的基础上,为高血压、高血脂、冠心病、糖尿病、痛风的老人而设,其营养素的搭配因不同疾病各有特点和要求。如高蛋白饮食、低蛋白饮食、高热量饮食、低脂肪饮食、低胆固醇饮食、低盐饮食、少渣饮食等。

试验饮食是为配合临床检验而设的饮食,如大便隐血试验等,实验饮食应在医护人员指导下进行。

(二) 治疗饮食的种类及特点

老年人经常患有各种慢性病,由于疾病原因患病老年人对某些种类的食物和营养素的摄入有较为严格的要求;另外由于吞咽咀嚼功能减退,或者由于疾病原因不能经口腔进食则需要鼻饲进食,这些都需要照护人员提供治疗饮食和合适的照护。

治疗饮食是在基本饮食的基础上,根据病情的需要,适当调整总热量和某些营养素以达到治疗目的的饮食。老年人特殊饮食可满足老年人在疾病期间的营养需要,分为以下几种,见表4-2。

表4－2　老年人特殊饮食分类

治疗饮食分类	饮食详情
1. 高热量饮食	两餐之间提供含有热量的饮料或点心,如牛奶、豆浆、鸡蛋等。半流或流质饮食者,可加浓缩食品如奶油、巧克力等。每日供给总热量 3000 千卡左右。高热量饮食适用于有甲状腺功能亢进、高热、胆道疾患等的老年人。
2. 高蛋白饮食	在基本饮食基础上增加含蛋白质丰富的食物,如肉类、鱼类、蛋类、乳类、豆类等,蛋白质供应每日每公斤体重 2 克,但总量不超过 120 克,总热量 2500～3000 千卡。高蛋白饮食适用于患有慢性消耗性疾病、严重贫血、肾病综合征或处于癌症晚期等的老年人。
3. 低蛋白饮食	每日饮食中的蛋白质不超过 30～40 克,应多补充蔬菜和含糖高的食物,维持正常热量。低蛋白饮食适用于限制蛋白质摄入者,如患有急性肾炎、尿毒症、肝性昏迷等的老年人。
4. 高纤维素饮食	选择含纤维多的食物,如芹菜、韭菜、新鲜水果、粗粮、豆类等。高纤维素饮食适用于患有便秘、肥胖症、高脂血症、糖尿病、心血管病等的老年人。
5. 低纤维素(少渣)饮食	吃含纤维少的食物,且少油,忌纤维多的蔬菜、水果,应吃菜泥、果汁等,忌油煎食物。低纤维素饮食适用于腹泻的老年人。
6. 低盐饮食	每日可用食盐不超过 2 克(含钠 0.8 克),但不包括食物内自然存在的氯化钠。低盐饮食适用于患有心脏病、肾脏病(急性、慢性肾炎)、肝硬化(有腹水)、重度高血压但水肿较轻等的老年人。
7. 低脂肪饮食	少用油,禁用肥肉、蛋黄、动物脑等食材。高脂血症及动脉硬化病人不必限制植物油(椰子油除外)。每日脂肪摄入量不超过 40 克。低脂肪饮食适用于有肝胆疾患、高脂血症、动脉硬化、肥胖及腹泻等的老年人。
8. 低胆固醇饮食	膳食中胆固醇含量在 300 毫克/天以下,少食用动物内脏、动物脂肪、蛋黄、鱼子等。低胆固醇饮食适用于患有动脉硬化、高胆固醇症、冠心病等的老年人。
9. 无盐、低钠饮食	无盐饮食,即除食物内自然含钠量外,不放食盐烹调的饮食。低钠饮食,即无盐食物和药物,还须控制摄入食物中自然存在的钠量(每天控制在 0.5 克以下),禁食腌制食品。还应禁食含钠的食物,如发酵粉(油条、挂面)、汽水(含小苏打)和碳酸氢钠药物等。无盐低钠饮食适用于患心脏病、肾脏病(急性、慢性肾炎)、肝硬化(有腹水)、重度高血压等的老年人。

（三）失能老人饮食需求

失能老年人的营养障碍非常常见,原因多种多样:如牙齿脱落,咀嚼和吞咽功能减退,胃肠道蠕动能力减退,胃酸分泌减少,胃排空延迟等导致消化、吸收功能减少,食欲下降,以及疾病的影响等。营养障碍又会加重老年人失能状态。

1. 营养需求

（1）能量需求。失能老年人因身体组织萎缩,活动能力减少,基础代谢下降,使老年人对能量的需求相对减少,一般可结合老年人的活动情况供给能量,约 20～30 kcal/(kg. d)。

（2）增加蛋白质供给。优质蛋白质供给占 50% 左右,不建议全素食:如果以素食为主,则应补充大豆及其制品,约 1.0～1.2 g/(kg. d)。

（3）减少糖类和脂肪供给。每天控制脂肪摄入量占总能量 20%～25%,包括烹调油和食物中脂肪。烹调油约每天供给 15～20 g,以植物油为主,如大豆油、茶籽油、芝麻油等;减少单糖和双糖摄入,以多糖为主,占总能量 60%～66%。

（4）增加矿物质和维生素摄入。矿物质和维生素在体内十分重要,除了构成机体组织外,还参与调节机体的酸碱平衡,具有抗氧化、抗衰老等保护作用,建议减少食盐的摄入。

2. 膳食种类

膳食是老人获取营养的主要途径,由于有些失能老年人的咀嚼功能下降,胃肠道消化能力和耐受能力不同,因此在食物的质地、制作方法、食物的选材和搭配上要符合老年人的需要,根据老年人的具体情况配制饮食。

将所有食物制作细软,根据失能老年人的咀嚼、吞咽和消化功能情况,调整食物的质地更符合失能老年人的需求。

（1）软食。细、软、易咀嚼易消化的食物。蔬菜及肉类均需切细、煮烂,避免油炸;禁食生、冷、硬;强烈刺激性食物及含纤维多的食物。主食以软米饭、面包、稀饭、面条、馒头、包子等为主;肉类选择肌纤维较少的食物,如鱼、虾类、畜禽肉丸、肉末;蛋类;蔬菜类选择纤维含量较少的蔬菜,如胡萝卜、冬瓜、花菜等;豆类;水果去皮;奶类。

（2）半流质。半流状态,含纤维少而营养素较高的食物。对口腔疾病、咀嚼困难、消化吸收障碍者以少量多餐的形式供给,5～6 餐/天,主食定量<300 g,肉切碎,切成肉泥或肉丝。可选用食物,主食:粥、面条、馄饨、面包、蛋糕、水饺;豆类:如豆浆、豆腐、豆腐脑;水果果汁;各种肉类肉丝、鱼类、菜泥、蒸蛋等。

（3）流质。含渣很少,呈流体状态的食物。所供给的能量、蛋白质及其他营养素缺乏,不宜长期使用,是一种不平衡膳食,如需长期食用,则应改用相应的特殊医学用途配方食品。

3. 制备方法

失能老年人的食物烹调非常关键,选择好的食材,还要选择好的烹调方法。将食物烧透烧熟,有利于咀嚼和吞咽,也有利于消化吸收。

将食物切小切碎,或延长烹调时间,肉类食物可切成肉丝或肉片后烹饪,也可碾碎成肉末制作成肉丸食用,鱼虾类可做成鱼片、鱼丸、鱼羹虾仁。

坚果、杂粮等坚硬食物可碾碎成粉或细小粒,如芝麻粉、核桃粉、玉米粉等质地较硬的水果或蔬菜可粉碎榨汁食用。

多采用炖、煮、蒸、烩、焖、烧等烹调方法,少煎炸和熏烤等。高龄和咀嚼能力严重下降的失能老年人,饭菜应煮软烧烂,如软饭、稠粥、细软的面食等;对于有咀嚼、吞咽障碍的失能老年人可选择软食、半流质或糊状食物,液体食物应增稠,以防呛咳。

（四）饮食总热能

食物和水是维持生命的物质基础,食物提供人体所需要的营养,为人体生长发育、组织修复和维持生理功能提供必需的营养素和热能。食物中含有的可被人体消化、吸收、利用的成分称为营养素。

营养素一般可分为七大类:糖类、蛋白质、脂肪、无机盐、维生素、膳食纤维和水。其中糖类、蛋白质和脂肪三种营养素能产生热量,是人体的能量来源,统称为热原质。由于老年人消化器官功能的减退,活动量减少,对食物的消化、营养的吸收功能均减退,从食物中摄入的营养素相应减少,所需的能量也随着年龄增长而减少。

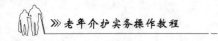

老年人饮食需要注意以下两个方面。

（1）合理控制方法。首先，老年人的饮食营养要合理，荤素、粗细、干稀搭配符合卫生要求，老年人的全天热量应供给约 3000 千卡。蛋白质、脂肪、碳水化合物比例适当，三者的热能比分别是 10%～15%、20%～25%、60%～70%。其次，老年人饮食热能供给量是否合适，可通过观察体重变化来衡量。体重变化与热能供给的关系一般可用下列公式粗略计算：

男性老年人体重标准值（千克）＝［身高（厘米）－100］×0.9
女性老年人体重标准值（千克）＝［身高（厘米）－105］×0.92

当体重在标准值±5%内，说明热能供给合适；当体重大于标准值 10%，说明热能供给过量；当体重小于标准值 10%，说明热能供给不足。

（2）饮食结构原则。老年人的日常饮食中应注意各类食物的合理搭配。膳食要注意多样化，粗细搭配，花样更新，多食杂粮、豆类、鱼类、蛋类、奶类、海产品类、蔬菜和水果等，保持营养素平衡和营养素之间比例适宜，形成适合老年人的科学合理的饮食结构。

总之，老年人在饮食结构上强调：荤素、粗细粮、水陆物产、谷豆物搭配合理。做到"四低、一高、一适当"即低脂肪、低胆固醇、低盐、低糖、高纤维素饮食，适当蛋白质。

二、老年人进食观察

1. 进食总量

一日三餐是中国人的习惯，老年人要根据自身的特点来定。每天进食量据上午、下午、晚上的活动量均衡地分配到一日三餐中。主食"宜粗不宜细"，老年人每日进食谷类 200 克左右，并适当地增加粗粮的比例。蛋白质宜"精"，每日由蛋白质供给的热量应占总热量的 13%～15%。可按每千克体重 1～1.5 克供给。脂肪宜"少"，老年人应将由脂肪供给的热量控制在 20%～25%。每日用烹调油 20 克左右，而且以植物油为主。但是，脂肪也不能过少，否则会影响脂溶性维生素的吸收。维生素和无机盐应"充足"。老年人要多吃新鲜瓜果、绿叶蔬菜，每天不少于 300 克，这是维生素和无机盐的主要来源。适宜的进食量有利于维持正常的代谢活动，增强机体的免疫力，提高防病抗病能力。

2. 进食速度

老年人进食速度宜慢，有利于食物的消化和吸收，同时预防在进食过程中发生呛咳或噎食。

3. 食物温度

老年人唾液分泌减少，口腔黏膜抵抗力低，不宜进食过热食物；生冷食物容易伤脾胃，影响食物消化、吸收，也不宜进食，应以温热不烫嘴为宜。

4. 进食时间

根据老年人生活习惯，合理安排进餐时间。一般早餐时间为上午 7～8 时，午餐时间为中午 11～12 时，晚餐时间为下午 5～7 时。当然，老年人除了应保证一日三餐正常摄食外，为了适应其肝糖原储备减少及消化吸收能力降低等特点，可适当在晨起、餐间或睡前补充一些糕点牛奶、饮料等。总体原则是少食多餐，有利于消化吸收，减轻消化系统的压力。

三、营养不良及预防对策

营养不良是指：血液中的血清白蛋白浓度在 3.5 g/dL（克/分升）以下的状态。持续营养不良会导致身体必要的营养素不足,体力及免疫力低下,导致 ADL(日常生活活动能力)低下。

营养不良的主要症状及应对、预防措施可参考下表 4-3。

表 4-3 营养不良及对应预防

主要症状	对应方法	预防方式
(1) 肌肉及骨量减少、体重下降、容易疲劳、运动机能下降; (2) 蛋白质不足导致浮肿、褥疮等皮肤异常; (3) 免疫力低下导致出现机会性感染; (4) 体力低下导致疾病恶化。	(1) 摄取食物要营养均衡,补充不足营养元素、恢复体能; (2) 如果没有食欲、口腔或身体有痛感、想吐时,可以通过点滴摄取更多的营养; (3) 如果自己在家点滴困难的情况,可以使用辅食; (4) 如果没有肥胖倾向的老人,也可以考虑摄取脂肪。	(1) 日常饮食均衡; (2) 多运动; (3) 日常进行体重管理,体重下降时要和医生沟通。

四、老年人饮水介护基础

机体老化导致心肾功能下降,机体调节功能降低,老年人由于担心呛咳、尿多而不愿喝水,更容易发生缺水或脱水。因此,照护人员要关注老年人水的摄入,经常向老年人解释喝水的重要性,督促、鼓励老年人少量多次饮水,以满足生理活动需要。

(一) 老年人进水分类

水占人体重量的 $60\%\sim70\%$,是维持人体正常生理活动的重要物质,人可一日无食,不可一日无水。水的来源主要通过喝水,进食菜汤、果汁、食物和体内代谢生成。水主要通过消化道(粪便)、呼吸道、皮肤(汗液)和泌尿系统(尿液)排出体外。

1. 白开水对中老年人来说,不仅能稀释血液、降低血液黏稠度、促进血液循环,还能减少血栓危险,预防心脑血管疾病,最适合老年人补充水分。

2. 豆浆可强身健体,长期饮用可预防糖尿病(豆浆含有大量纤维素,能有效阻止糖的过量吸收,减少糖分)、高血压(豆浆中所含的豆固醇和钾、镁,是有力的抗钠盐物质)。钠是高血压发生和复发的主要根源)。

3. 酸奶易被人体消化和吸收,具有促进胃液分泌,增强消化功能,降低胆固醇的作用。

4. 鲜榨果汁适当喝。少量可以助消化、润肠道,补充膳食中营养成分的不足。

5. 绿茶具有延缓衰老、抑制心血管疾病、预防和抗癌、醒脑提神的作用。

(二) 脱水及预防对策

脱水是指体内水分不足的状态。由于年龄增加,体内储藏水分变少,喉咙变得更难感到口渴,更容易脱水。另外,也有些老人因为比较在意排泄麻烦等原因,也会主动限制自己喝水。脱水会有生命危险,因此在吃饭时必须要配上水或茶。一般对于没有饮水限制的人,一天的饮水量最好控制在 2000 ml~2500 ml。轻症时,需要补充水分进行观察。

脱水时,容易引起误咽障碍,需要观察老人状态,一边留意是否会发生误咽一边进行补水。如果补水不十分充分，头痛或感到无力时，可以去医疗机构打点滴补充水分。

预防方式：

(1) 就餐时间以外也要注意补充水分；

(2) 有吞咽障碍时，可以使用增稠剂；

(3) 夏天避免穿多件套衣服；

(4) 进行室内温度管理；

(5) 提供可以安心排泄的场所。

(三) 老年人进水观察

老年人身体会比年轻人水分少 20%，因此老年人的水分补给很重要。发热、呕吐、腹泻会导致体内水分的流失，可以通过喂食汤汁、牛奶、果汁、茶、水等来补充。在补充水量时还要考虑均衡，不能一次太多。

老年人每天饮水 1400 ml～2000 ml，每 2 小时喂水 1 次，每次 100 ml～200 ml；鼻饲老人每 2 小时注入 200 ml 水。偏瘫、卧床、吞咽困难老年人饮水体位与进食体位相同。

饮水过程中注意观察老年人，有无呛咳现象发生，如有发生应停止饮水，休息片刻再继续饮水。当误吸同时伴有呼吸困难、面色苍白或紫绀等情况，立即停止并及时报告上级养老照护人员，积极进行相关处理。

1. 进水的总量。老年人每日饮水量为 2000 ml～2500 ml（除去饮食中的水），平均以 1500 ml 左右为宜。

2. 进水的温度。老年人进水的温度以温热不烫嘴为宜，不宜过凉或过热。

3. 进水的时间。根据老年人自身的情况指导其日间摄取足够的水分，晚上 7 点后应控制饮水，以免夜尿增多影响老年人睡眠。咖啡和浓茶会导致入睡困难应尽量避免。

任务二　介助老人的饮食操作

一、老年人营养风险评估

影响老年人营养状况的重要因素是生理功能的退化，食物的消化、吸收、利用能力下降，容易发生各种营养不良问题。

(一) 营养风险评价(nutritional risk screening, NRS)

欧洲肠外肠内营养学会(European Society for Parenteral Nutrition, ESPEN)于 2002 年推出老人营养评定，其中突出对是否存在营养不良的风险进行评价，并由此确定是否需要进行营养支持。其特点为简便、易行、无创、费用低。它包括 4 个方面内容：人体成分测量，近期体重变化，膳食摄入情况，疾病严重程度。总分大于 3 分存在营养不良风险，应考虑给予营养支持。

营养风险评价法适用于失能老年人的营养风险筛查，具体如表 4-4 所示。

表 4 - 4 营养风险筛查评分表

评估对象: 床号: 调查日期:

老人一般信息:			
姓名:	性别:	年龄(岁):	体重(kg):
BMI(kg/m²):		病案号:	入住日期:
疾病诊断:			
NRS 2002 评分:			

疾病相关评分	0 分:营养需要量无增加□
	1 分:髋骨骨折 □ 慢性疾病急性发作或有并发症 □ COPD □ 血透 □ 肝硬化 □ 一般肿瘤 □ 肠梗阻、胆石症、腹腔镜手术 □ 糖尿病 □
	2 分:腹部大手术 □ 脑卒中 □ 重症肺炎 □ 血液系统恶性肿瘤 □ 7 天内将行胸/腹部大手术者 □
	3 分:颅脑损伤 □ 骨髓移植术 □ 大于 APACHE 10 分的 ICU 老人 □
营养受损评分	0 分:无营养受损 □
	1 分:3 个月体重下降>5% □ 1 周内进食量较前减少 25%～50% □
	2 分:2 个月体重下降>5% □ 1 周内进食量较前减少 51%～75% □
	3 分:1 个月体重下降>5% □ 1 周内进食量较前减少 76%～100% □ BMI<18.5 kg/m²□ 白蛋白<30 g/LN □
年龄评分	0 分:≤70 岁□ 1 分:>70 岁□

(二) 微型营养评估表

简化的微型营养评估表(MNA)是最常用于筛查居家老年人营养不良的工具。评估时,如果无法获得 BMI 时则以小腿围代替,具体如表 4 - 5 所示。

表 4-5　简化微型营养评估表(MNA)

姓名：　　　性别：　　　年龄(岁)：　　　体重(kg)：　　　身高(cm)：　　　评估日期：

A 在过去的 3 个月,因食欲减退、消化问题、咀嚼或吞咽困难使进食量减少了吗

　　0 分:食欲严重减少

　　1 分:进食量中等减少

　　2 分:进食量没有减少

B 过去 3 个月体重的下降

　　0 分:体重下降超过 3 kg

　　1 分:体重下降在 1～3 kg

　　2 分:体重未下降

　　3 分:不知道

C 活动能力

　　0 分:卧床或坐轮椅

　　1 分:能够下床/坐在椅上,但不能外出

　　2 分:可以外出

D 过去 3 个月是否有过心理应激或急性病

　　0 分:有

　　1 分:无

E 神经心理问题

　　0 分:严重痴呆或抑郁

　　1 分:中等程度痴呆

　　2 分:没有精神异常

F1 体质指数(BMI)

　　0 分:BMI 低于 19

　　1 分:BMI 19～20.9

　　2 分:BMI 21～23

　　3 分:BMI 大于 23

如果没有 BMI 以 F2 替代 F1,如果已完成 F1,不用回答问题 F2

F2 小腿围(CC,cm)

0＝CC＜31

3＝CC≥31

　　评分标准:最高分为 14 分,12～14 分:营养良好;8～11 分:存在营养不良风险;0～7 分:营养不良。

二、饮食介助操作

(一) 吞咽的五个阶段及可能出现问题

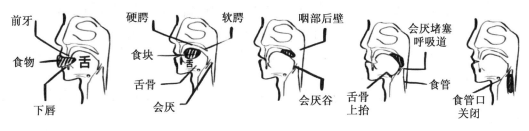

表 4-6　吞咽五阶段及症状

<table>
<tr><th colspan="2">阶段</th><th>吞咽障碍的症状</th></tr>
<tr><td rowspan="5">吞咽的五个阶段</td><td>认知期:判断吃什么、吃多少、如何吃</td><td>看到食物也没有反应;勺子放到嘴上也没有办法开口。</td></tr>
<tr><td>口腔准备期(咀嚼期):食物进入口内,进行咀嚼,和唾液混合把食物弄成食块</td><td>无法张口;无法咀嚼食物;食物会从嘴里漏出来;无法把食物变成食块</td></tr>
<tr><td>口腔期:食块通过舌头从嘴中送入喉咙</td><td>食物从嘴中溢出;食块无法送进咽喉;咽喉没做好准备食物就被送入;食物残留在口中</td></tr>
<tr><td>咽期:食块从喉咙进入食道</td><td>无法吞咽食物;会噎住;食物从鼻腔出来;吞咽的时候喉咙发出痛苦的声音</td></tr>
<tr><td>食管期:食块通过食道送入胃部</td><td>食块无法通过食道;进入胃的食物返流;噎住。</td></tr>
</table>

(二) 误咽和吸入性肺炎

误咽是进餐中必须要注意的事项。误咽是指本身应该通过食道进入胃部的食物,误入气管的情况。这是由于口腔到咽喉部分的构造中,食道和气管背部相邻的原因。正常人吃饭时,食物进入食道后,会由于吞咽反射使自己的气管入口处喉头盖关闭,不会发生危险。但老人随着年龄增大,身体功能退化,导致该反射退化,从而会导致食物误入气管情况的发生。

1. 误咽性肺炎

误咽性肺炎是由于细菌、食物和唾液、胃液一起流入肺部引起的肺炎。多出现在身体功能低下的老人,特征为容易反复,会有死亡危险。

原因主要包括 3 点:(1) 误咽食物,肺中细菌繁殖;(2) 咽喉部有食物残留,导致细菌繁殖,细菌从气管进入肺部;(3) 含有细菌的胃部内容物逆流,通过气管进入肺部。

2. 吸入性肺炎

吸入性肺炎及疑似误咽的症状主要有:(1) 反复肺炎(发烧);(2) 有脱水症状;(3) 低营养;(4) 拒绝吃饭;(5) 声音听起来有痰;(6) 吃饭时及饭后总容易噎住及咳嗽较多;(7) 饭后声音出不来;(8) 一直咳嗽。

如果出现以上症状,一定要直接联络医生、护士,及时告知家属、同事。误咽不仅出现在用口摄取食物的情况,经管营养也会出现,需要特别注意。

3. 预防吸入性肺炎的五大对策

(1) 锻炼吞咽相关能力。在就餐时,可以张开、攥起手掌,转动手腕,脚踩地,敲肩膀等让全身肌肉及和吞咽相关的肌肉放松,进行预防。另外,用舌头挤压脸颊内侧,也可以进行锻炼。

(2) 充分咀嚼,慢点吃。吃得太着急容易提高误咽风险,因此可以慢慢吃,保证每次咀嚼 30 次以上。虽然家属或护理员饭后想快点收拾,但也一定不要催促老人吃饭。

(3) 吃完后不要马上躺着。吃完饭后如果坐着,要保持正确坐姿,饭后也要注意不要躺着,否则可能会引起胃部内容物逆流。

(4) 吃饭时不要一心二用。吃饭时,如果一边看节目一边吃,会出现分心容易导致误咽的情况。

(5) 吃完一口再吃第二口。一定要把现在口中的食物完全咽下去后,再进行下一次食物摄取。在旁边进行介护的人需要特别注意这一点。

其他对策:

(1) 清洁口腔。为了尽可能减少口中细菌,需要让口腔内保持清洁。牙与牙之间、牙与牙龈之间需要仔细刷洗。

(2) 预防免疫力低下。为了预防免疫力下降,需要正规的进行日常生活,摄取营养。特别是肉、鱼、大豆等蛋白质的摄取,会帮助提高免疫力。

如果没有食欲,也可以利用营养辅食。另外,保持有"吃的能力"也是很重要的。比如用牙咬硬的食物,通过体操锻炼下巴等。

(3) 提高吐出能力。万一误咽后,能够马上吐出来的能力也非常重要。深呼吸、咳嗽、说话、唱歌等等,日常生活中不经意的动作,也可以提高吐出能力。

(三) 老年人饮食介助操作

操作步骤	操作要点	注意事项
1. 操作前评估与沟通	(1) 评估 • 评估环境:环境清洁、整齐、明亮、舒适,适合进餐 • 评估老年人:病情、吞咽反射情况 • 评估食物:食物种类、软硬度、温度符合老年人的饮食习惯 (2) 沟通 • 向老年人说明进食时间和本次进餐食物,询问有无特殊要求	
2. 准备	(1) 老年人准备 • 询问老年人进食前是否需要大小便,根据需要协助排便,协助老年人洗净双手 (2) 物品准备 • 根据需要准备轮椅或床上支架(或过床桌)、靠垫、枕头、毛巾等	
3. 操作中沟通	• 照护人员向老年人解释操作的目的,进食时需要配合的动作等,取得老年人的配合	

（续表）

操作步骤	操作要点	注意事项
4. 摆放体位	• 根据老年人自理程度及病情采取适宜的进食体位。（如轮椅坐位、床上坐位、半坐位、侧坐位等）。为老年人戴上围裙或将毛巾垫在老年人颌下及胸前部位	
	（1）轮椅坐位：轮椅与床呈 30 度夹角，固定轮子，抬起脚踏板。叮嘱老年人将双手环抱照护人员脖颈，双手环抱老年人的腰部或腋下，协助老年人坐起，双腿垂于床下，双脚踏稳地面，再用膝部抵住老年人的膝部，挺身带动老年人站立并旋转身体，使老年人坐在轮椅中间，后背贴紧椅背，将轮椅上的安全带系在老年人腰间	• 适用于下肢功能障碍或行走无力的老年人
	（2）床上坐位：按上述环抱方法协助老年人在床上坐起，将靠垫或软枕垫于老年人后背及膝下，保证坐位稳定舒适。床上放置餐桌	• 适用于下肢功能障碍或行走无力的老年人
5. 协助进餐	• 照护人员将已准备好的食物盛入老年人的餐具中并摆放在餐桌上 （1）鼓励能够自己进餐的老年人自行进餐。指导老年人上身坐直并稍向前倾，头稍向下垂，叮嘱老年人进餐时细嚼慢咽，不要边进食边讲话，以免发生呛咳 （2）对于不能自行进餐的老年人，由照护人员喂饭。先用手触及碗壁感受并估计食物温热程度，以汤匙喂食时，每喂食一口，食物量为汤匙的 1/3 为宜，等看到老年人完全咽下后再喂食下一口 （3）对于视力障碍能自己进食的老年人，照护人员将盛装温热食物餐碗放入老年人的手中（确认食物的位置），再将汤匙递到老年人手中，告知食物的种类，叮嘱老年人缓慢进食。进食带有骨头的食物，要特别告知小心进食，进食鱼类要先协助剔除鱼刺。如老年人要求自己进食，可按时钟平面图放置食物，并告知方法、名称，有利于老年人按顺序摄取	• 食物温度适宜。食物温度太高，则会发生烫伤；温度太低，则会引起胃部不适 • 对于咀嚼或吞咽困难的老年人，可将食物打碎成糊状，再协助进食 • 老年人进食中如发生呛咳、噎食等现象，立即急救处理并通知医护人员或家属 • 发生鱼刺误食有异物感时，应立即送往医院就诊
6. 整理记录	• 照护人员协助老年人进餐后漱口，并用毛巾擦干口角水痕。叮嘱老年人进餐后不能立即平卧，保持进餐体位 30 分钟后再卧床休息 • 整理用物，养老照护人员撤去毛巾等用物，整理床单位。使用流动水清洁餐具，必要时进行消毒洗手	• 老年人进餐后不宜立即平卧，以防止食物反流

三、饮水介助操作

操作步骤	操作要点	注意事项
1. 操作前评估与沟通	(1) 评估 • 评估环境:环境清洁,温湿度适宜,无异味 • 评估老年人:病情、吞咽反射情况 • 提醒老年人饮水并询问有无特殊要求 (2) 沟通	
2. 准备	(1) 照护人员准备 • 服装整洁,洗净双手 (2) 老年人准备 • 协助老年人取坐位或半卧位,洗净双手 (3) 物品准备 • 茶杯或小水壶盛装 1/2～2/3 满的温开水(触及杯壁时温热不烫手),准备吸管、汤匙及小毛巾	
3. 沟通并协助摆放体位	(1) 沟通 • 照护人员向老年人解释操作的目的,进水时需要配合的动作等,取得老年人的配合 (2) 摆放体位 • 协助老年人取安全、舒适可操作体位(如轮椅坐位,床上坐位,半坐位,侧卧位或平卧位等),面部侧向照护人员	
4. 测试水温	• 将小毛巾围在老年人颌下,前臂试水温(以不烫手为宜)	• 开水晾温后再递交到老年人手中或进行喂水,防止发生烫伤
5. 协助饮水	• 分两种情况 (1) 能够自己饮水的老年人:鼓励手持水杯或借助吸管饮水,叮嘱老年人饮水时身体坐直或稍前倾,小口饮用,出现呛咳应稍事休息再饮用,以免发生呛咳、误吸 (2) 不能自理的老年人:喂水时可借助吸管饮水;使用汤匙喂水时,水盛装汤匙的 1/2～2/3 为宜,见老年人下咽后再喂下一口,不宜太急	• 老年人饮水后不能立即平卧。饮水过程宜慢,防止呛咳 • 对不能自理的老年人每日分次定时喂水 • 发生呛咳时,立即停止喂水,轻拍背部,休息片刻
6. 整理并记录	• 洗手 • 整理用物,将水杯或水壶放回原处 • 根据老年人病情需要,记录老年人饮水次数和饮水量	

任务三　介护老人的饮食操作

一、吞咽障碍

根据研究发现,每10个高龄者就有1个有轻度以上吞咽障碍。当食物从嘴巴进入胃的过程中,只要中间某个环节有问题,就称为吞咽障碍,而老年吞咽障碍指老年人随着年纪增长导致吞咽功能退化。

吞咽障碍的成因有:

(1)嘴唇无法紧闭:流口水或嘴里的食物会流出来,因老年人无法控制嘴唇及舌头肌肉,在咀嚼时无法闭上,导致舌头及牙齿有残留物。

(2)吞咽时咳嗽:喉咙肌肉控制不佳,吞咽时会导致进入食道的食团掉到气管,引起咳嗽。

(3)吞咽后咳嗽:因吞咽肌收缩不佳,导致食团卡在咽喉处没有进入食道,等吞咽结束后残渣掉入呼吸道引起呛咳。

二、吞咽功能评估

神经系统、肌肉及口腔咽、喉、食管等病变均可造成吞咽功能障碍。随着年龄的增加,吞咽肌群运动单位激活数量减少,颏下肌群和舌骨下肌群的肌电活动持续时间递增,吞咽肌群收缩力下降,吞咽功能弱化,估计近1/3的老年人存在吞咽障碍。很多高龄老年人常常伴有吞咽障碍的现象,比如吃东西困难、进餐时间延长、反复不明的喝水呛咳、吃东西流口水、漏出来等。吞咽功能障碍程度越重,生活质量越差。加强吞咽障碍老年人进食与饮水的护理,避免吞咽障碍相关并发症的发生显得尤为重要。

吞咽是一个复杂的反射动作。健康成人的吞咽过程分为5个阶段:口腔前期、口腔准备期、口腔期、咽期和食管期。

表4-7　吞咽五阶段及动作表现

	阶段名称	动作表现
吞咽的5个阶段	认知期	通过视觉和嗅觉感知食物,用餐具将食物送至口中
	口腔准备期	老人张口,将食物保持在口腔内
	口腔期	将食物向咽部推动
	咽期	软腭上抬、关闭鼻腔、声门关闭,气道关闭防止误吸,咽蠕动挤压食团通过咽下移向环咽肌,环咽肌位于食管上部,放松时食团可通过
	食管期	食管产生蠕动波推动食团通过食管,从而进入胃

(一)吞咽功能评定的适用与禁忌

通过饮水、唾液吞咽试验等方法,评价吞咽功能障碍的程度。吞咽功能评定适应症与禁忌症：

1. 适应症：各种中枢神经系统、周围神经系统损伤或病变等引起的吞咽功能障碍的筛查。

2. 禁忌症：意识障碍或无法配合者。

（二）吞咽功能评定的用具和方法

1. 一般用具　茶勺、有刻度的杯子、手表、温开水。

2. 医用器材　1 ml注射器、乳胶手套、听诊器、鼻喷器、蒸馏水、20％生理盐水酒石酸溶液。

3. 吞咽功能评定操作方法与结果判断。

吞咽功能评定试验	方法	结果判定
1. 反复唾液吞咽试验	受检者采取放松体位。检查者将手指放在老人的喉结和舌骨位置，让老人尽量快速反复吞咽。观察喉结及舌骨随着吞咽运动越过手指，向前上方移动再复位的次数。当老人口腔过于干燥无法吞咽时，可在舌面上注入约1 ml水后再让其吞咽。	计算30秒内完成的次数。健康成人至少能完成5～8次。如果少于3次/30秒，那就提示需要进一步检查。
2. 饮水吞咽试验（又称洼田饮水试验），此试验在临床上最常用	(1) 首先用茶匙让老人喝水（每茶匙约5 ml～10 ml），如果老人在这个阶段即发生明显噎呛，可直接判断为饮水吞咽测试异常。 (2) 如无明显呛咳，则让老人采取坐位姿势，将30 ml温水一口咽下，记录饮水情况。 (3) 饮水状况的观察包括吸饮、合饮、水从嘴角流出、呛咳、饮水后声音改变。 饮水吞咽试验的分级： 1级：30 ml温水能一次喝完，无呛咳及停顿。2级：分两次以上喝完，但无呛咳及停顿。3级：能一次喝完，但有噎呛，确定有吞咽障碍。4级：两次以上喝完，且有噎呛，确定有吞咽障碍。5级：常常呛住，难以全部喝完，确定有吞咽障碍。	(1) 正常：在5秒内将水一次性喝完，无呛咳。 (2) 可疑：饮水时间超过5秒或分2次喝完，均无呛咳者。 (3) 异常：分1～2次喝完，或难以全部喝完，均出现呛咳者。
3. 简易吞咽激发试验	将0.4 ml蒸馏水滴注到老人咽部的上部，观察老人的吞咽反射和从注射后到发生反射的时间差。	如果在滴注蒸馏水后3秒钟内能够诱发吞咽反射，则判定为吞咽正常。如果超过了3秒，则为不正常。由于该试验无需老人任何主动配合和主观努力，因而尤其适用于卧床不起者。
4. 咳嗽反射试验	将20％生理盐水酒石酸溶液2 ml置于鼻喷器中，让老人吸入喷雾。	老人吸入喷雾后导致喉部咳嗽感受器受到刺激，引发咳嗽反射。咳嗽反射的存在，表示老人能够通过该反射防止食物进入气道深处。咳嗽反射的减弱或消失则意味着误吸或误咽的可能性大大增加。

4. 吞咽功能评定注意事项

（1）不适合采用饮水吞咽测试评定的老人：Glasgow 昏迷量表小于 6 分的老人，在他人帮助下不能维持坐位的老人。

（2）吞咽功能检查之前，需要先实施口面部评定。如口腔内有可脱卸义齿，务必将义齿卸下之后再行检查。检查前需要确认老人口中无食物残留。

（3）饮水吞咽试验使用的应为温开水，不能用冰水，更不能用饮料或汤汁代替。

三、吞咽障碍老人的饮食介护操作

（一）餐前准备

进食的环境应以清洁、整齐、空气新鲜、气氛轻松愉快为原则。

1. 创造良好的进餐环境，去除一切不良气味和不良视觉印象，如饭前半小时开窗通风，保证空气新鲜，并清除周围的污染物等；老人和亲属们一起就餐，氛围好，能促进食欲，增加进食量。

2. 督促或协助老人洗手及漱口，提醒老人做好就餐准备，使其精神放松，提高食欲。

3. 根据老人的身体状况，采取合适的进餐姿势，尽量取坐位或半坐位。对不能步行者可推轮椅到餐桌前；对卧床的老人要根据其病情采取相应的措施，如让其坐在床上进餐，支起靠背架，放好床上餐桌。

（二）食物准备

1. 液体食物使用增稠剂

将增稠剂加入水、茶、果汁、牛奶、咖啡、肉汤鸡汤等液体中，用汤匙搅拌均匀后喂食。使用液体增稠剂，可减少饮水呛咳、纠正脱水情况。

2. 食物质地的选择

从有黏度的流质食物→有黏性的半流质→成形的半固态食物→易咀嚼的固体食物逐渐过渡，直至确认老人进食能力提升后方可进食无黏度、肉类等难以咀嚼的食物。

食物的形态及选择：

（1）质地幼滑；

（2）湿润但不可溢出水分或汁液；

（2）容易搓成食团；

（4）适当的调味及温度控制；

（5）顾及吞咽能力、牙齿状况、身体状况及个人喜好。

避免/谨慎选择的食物：

（1）干或易松散的食物，如饼干、干蛋糕、炒饭；

（2）要多加咀嚼的食物，如大块的肉、花生；

（3）黏性高的食物，如年糕、糯米；

（4）混合质地的食物，如汤泡饭、稀肉碎粥；

（5）有骨、有刺的食物。

（三）饮食饮水介护操作

操作步骤	操作要点	注意事项
1. 选择合适的餐具	• 餐具要根据老年人功能情况选择，通常选用边缘厚钝、加大手柄的茶匙，食物大约盛至勺子前方的1/2～2/3，避免勺子过大盛入食物太多，老人无法一次咽下诱发恶心反射。	
2. 调整坐位	• 就餐前根据老年人身体情况选择坐位、半坐卧位等。 (1) 坐位：身体坐直，稍向前倾约20°，颈部稍向前弯曲； (2) 半坐卧位：30°～60°卧位，头部前屈，偏瘫侧肩部以枕垫起。	• 老人进餐时，周围应保持安静，减少进餐时环境中分散患者注意力的干扰因素。
3. 辅助进食	• 进食量掌握每次摄食入口适合吞咽的"一口量"。一口量一般在5～10毫升(克)，或者1/3汤勺。防止量过多，使食物从口中漏出或引起咽残留导致误吸。食物量过少，则会因刺激强度不够，难以诱发吞咽反射。	• 痰多的老人，进食前应排痰后再进食。 • 肠胃功能较弱的老人，宜少食多餐。 • 如老人认知障碍，可适当给予口令指示。
4. 控制进食速度	• 进食速度为减少误咽的危险，应采用合适的进食速度，前一口吞咽完成后再进食下一口，避免2次食物重叠入口的现象。 • 某些吞咽延迟或咽缩肌无力者，常需要2～3次吞咽才能将食团咽下，因此食团过大，速度过快，食物容易滞留于咽部并发生误吸。	
5. 辅助饮水	• 老人喝水应用广口杯子，不使用吸水管。因为吞咽障碍的老人，尤其是卧床不起的老人使用吸水管时会因为不良的体位，一次吸入水的量不容易掌握，更容易导致呛咳，甚至窒息。	
6. 整理评估	• 用餐完毕及时撤去餐具，清理食物残渣，整理周围环境。督促或协助老人洗手、漱口或做口腔护理。评价老人的进食情况，是否达到营养需求。	• 餐后保持姿势，进食后不能立即躺下，让老人在舒适的坐位或半坐卧位休息30～40分钟。 • 进食1小时内尽量避免吸痰、翻身及叩背；如有恶心、呕吐，立即将老人头偏向一侧，去除口腔异物并清洁口腔。

注意保持口腔清洁，预防肺炎。要经常观察老人口腔里牙、牙龈、舌头舌苔、黏膜、假牙、有无口臭、唾液量等情况，每次饭前饭后要漱口，如有假牙应摘掉清洗。选择合适的牙刷刷牙，保持口腔清洁，可有效预防肺炎的发生。

四、鼻饲管营养支持

鼻饲是将胃管经一侧鼻腔插入胃内,从管内灌注流质食物、水和药物的方法。对不能由口进食者,如昏迷、口腔疾患、手术后或肿瘤、食管狭窄、病情危重的老人及拒绝进食者,给予鼻饲饮食。

(一) 常用鼻饲饮食

常用鼻饲饮食种类根据老年人的消化能力、身体需要,鼻饲饮食种类可分为混合奶、匀浆混合奶和要素饮食三类。

(1) 混合奶。用于鼻饲的流质食物,适用于身体虚弱,消化功能差的鼻饲老年人。其主要成分有:牛奶、豆浆、鸡蛋、藕粉、米粉、豆粉、浓肉汤、鸡汤、奶粉、新鲜果汁、菜汁(如青菜汁、西红柿汁)等。主要特点:营养丰富、易消化、吸收。

(2) 匀浆混合奶。适用于消化功能好的鼻饲老年人。匀浆混合奶是将混合食物(类似正常膳食内容)用电动搅拌机进行搅拌打碎成均匀的混合浆液,其主要成分有:牛奶、豆浆、豆腐、煮鸡蛋、瘦肉沫、熟肝、煮蔬菜、煮水果、烂饭、稠粥、去皮馒头、植物油、白糖和盐等。主要特点:营养平衡,富含膳食纤维,口感好、易消化、配置方便。

(3) 要素饮食。一种简练精制食物,含有人体所需的易于消化吸收的营养成分,适用于患有非感染性严重腹泻、消化吸收不良、慢性消耗性疾病的老年人。其主要成分包含游离氨基酸、单糖、主要脂肪酸、维生素、无机盐类和微量元素等。主要特点:无须经过消化过程即可直接被肠道吸收和利用,为人体提供热能及营养。

(二) 鼻饲的护理

普通胃管每周更换 1 次,硅胶管每月更换 1 次。换管于晚间末次喂食后,夹紧胃管的管口,以免液体流入气管;将胃管快速拔除;次日早晨由另一侧鼻孔插入新的胃管。

(三) 鼻饲营养液及其操作要点

脑血管意外老人由于咳嗽、吞咽反射低下及贲门括约肌处于开放状态,胃液易反流而造成误吸,甚至合并肺炎。鼻饲前应将床头抬高 $30°\sim40°$,可避免进食过程中及进食后的呛咳、反流、呕吐等情况,减少吸入性肺炎的发生。同时,在脑卒中时由于肢体健侧吞咽功能好于患侧,鼻饲时头偏向健侧,可明显降低胃反流的食物误吸入气管。特别应注意的是鼻饲后保持半卧位 30~60 分钟后再恢复平卧位,以免将食物吸入肺部,造成窒息。

鼻饲营养液要冷却至 38~40 度,放于前臂内侧而不觉烫,方可注入。鼻饲营养液温度过高或过低,可能烫伤或冻伤黏膜。

鼻饲老人需要一个适应过程,开始时鼻饲营养液应少量而清淡,以后逐渐增多。昏迷或较长时间未进食者,第一、二天以混合奶为主,每次 50~100 ml,4 小时喂 1 次,如无特殊不适,从第 3 天开始,即可进食匀浆膳饮食。长期进食匀浆膳饮食的老人,每次灌注量包括水分在内一般应控制在 200~250 ml,每日 3~4 次,加水数次,每日总量在 1500~2000 ml。

（四）鼻饲饮食的介护操作

照护人员每次经胃管灌入食物前,应查看胃管固定情况,插入的长度是否与鼻饲管标记的长度一致,如鼻饲管脱出应由护士重新留置胃管。每次灌食前,检查鼻饲饮食种类、量。保证食物新鲜无污染。

操作步骤	操作要点	注意事项
1. 操作前评估与沟通	（1）评估 • 评估环境:清洁、安静、舒适、安全、光线充足,适合操作 • 评估老年人:照护人员应评估老年人的意识状态、自理能力及身体状况,鼻饲饮食种类,鼻饲饮食时有无腹泻、便秘的情况等 （2）沟通 • 对于能够有效沟通的老年人,照护人员应询问老年人床号、姓名,并向老年人讲解即将进食鼻饲的饮食种类和量,以取得老年人的配合	• 对于不能进行有效沟通的老年人,应核对老年人的房间号、床号、床头卡姓名、鼻饲饮食种类量
2. 准备	（1）老年人准备 • 取舒适卧位(半坐位或右侧卧位),戴眼镜或有义齿者取下,妥善放置 （2）物品准备 • 灌注器(或注射器)、毛巾、鼻饲饮食、温水、别针、皮筋或小线、纱布	
3. 操作中的沟通与摆放体位	（1）沟通 • 对于能够有效沟通的老年人,照护人员向老年人解释操作的目的、鼻饲时需要配合的动作等,取得老年人的配合 （2）摆放体位 • 摆放根据老年人身体情况,协助其摆放舒适的体位 （1）对于上半身功能较好的老年人,照护人员应协助老年人采用坐位或半坐位;对于平卧的老年人,照护人员应将床头摇高或使用软枕垫起,使之与床水平线呈30度角 （2）在老年人的颌下垫毛巾或治疗巾	• 对长期鼻饲的老年人,每日晨、晚间应做口腔照护,保持口腔清洁。随时清理鼻腔,保持通畅
4. 检查鼻饲管	• 为确保老年人鼻饲饮食安全,每次鼻饲饮食前必须进行以下检查 （1）检查鼻饲管。首先应检查鼻饲管固定是否完好,插入的长度是否与鼻饲管标记的长度一致,如发现有管路滑脱,应立即通知医护人员处理。 （2）检查鼻饲管是否在胃内。打开胃管末端盖帽,将灌注器的乳头与胃管末端连接并进行抽吸,有胃液或胃内容物被抽出,表明胃管在胃内。推回胃液或胃内容物,盖好胃管末端盖帽	

（续表）

操作步骤	操作要点	注意事项
5. 进行鼻饲	（1）测试鼻饲饮食的温度（38 ℃～40 ℃），照护人员应将鼻饲饮食少量滴在自己的手掌腕部，以感觉温热、不烫手为宜 （2）照护人员用灌注器从水杯中抽取 20 毫升温开水，连接胃管向老年人胃内缓慢灌注，再盖好胃管末端盖帽。以确定胃管是否通畅，并同时可以使老年人管腔润滑、刺激胃液分泌 （3）照护人员抽吸鼻饲饮食（每次 50 毫升/管），在水杯中轻沾灌注器乳头部分，涮下外壁鼻饲饮食残渣，打开胃管盖帽并连接，缓慢推注，灌食速度以老年人喂食的反应及食物的浓度而定，一般用抬高和降低灌注器来调节，并随时观察老年人的反应。速度为 10～13 毫升/分钟。灌注后立即盖好胃管盖帽，再次抽吸鼻饲饮食，同法至鼻饲饮食全部推注完毕	• 鼻饲饮食的温度一般为 38 ℃～40 ℃，不可过高或过低
6. 清洁鼻饲管	• 每次鼻饲量不应超过 200 毫升，推注时间以 15～20 分钟为宜，两次鼻饲之间间隔不少于 2 小时 • 鼻饲饮食完毕，照护人员用灌注器抽取 30～50 毫升温开水缓慢注入，冲净胃管内壁食物残渣。防止食物残渣堵塞鼻饲管。盖好鼻饲管盖帽。保持床单位高度 30 分钟后，恢复平卧位 • 叮嘱并协助老年人进食后保持体位 30 分钟再卧床休息。这样有利于食物的消化与吸收，以防喂食后食物反流引发的误吸	• 老年人鼻饲过程中，若出现恶心、呕吐等情况，应立即停止鼻饲，并立即通知医护人员处理 • 为防止鼻饲管堵塞，鼻饲药物时，应将药物研碎，溶解后再灌入 • 鼻饲饮食应现用现配，未用完的鼻饲饮食放冰箱保存，24 小时内用完。禁止鼻饲变质或疑似变质的食物
7. 整理与记录	• 撤下毛巾，整理床单位。清洗用物。将灌注器在流动水下清洗干净，用开水浸泡消毒后放入碗内 • 上面覆盖纱布备用。灌注器更换频率为 1 次/周。预防消化道疾病发生 • 准确记录鼻饲时间和鼻饲量。重点观察老年人鼻饲后有无腹胀、腹泻等不适症状并记录	• 注射器、灌注器用后要及时清洗，保持干净

（五）鼻饲老人日常介护注意事项

积极参与主动与被动活动，如床上肢体运动、坐轮椅在室内外活动，主要是促进肠蠕动利于消化吸收。注意膳食的调节。如排便次数多，大便酸臭，可能是食物的糖含量较高所致；大便稀臭，呈碱性反应，可能是食物的蛋白质过高所导致的消化不良。

注意口腔清洁，每日做口腔护理两次。可以保持口腔清洁、湿润、预防口腔的溃疡以及感染等并发症；还可以防止口臭、口垢，对口腔进行护理，可以观察口腔的变化，及时发现有无溃疡、口臭或者感染等。

五、认知症老人的饮食介护

相关研究表明,我国 65 岁以上的认知症患病率达 10％,85 岁以上患认知症的患病率达 47％。由于认知能力、语言沟通表达能力和吞咽功能下降,患有认知症的老人在营养摄入上存在较多困难。科学的饮食管理可以缓解认知症老人的部分精神异常行为,延缓认知症病程,提高生命质量。

(一) 认知症老人饮食介护常见问题

1. 忘记喝水和进食

由于认知能力下降和记忆力减退,认知症老人会忘记进食和喝水。家人可以设置一个进食的闹钟,或者在需要用餐喝水的时间打电话提醒老人。此外,可以在比较显眼的地方放一些即食食品,提醒认知症老人用餐。

2. 没有胃口

① 治疗认知症的一些药物会有降低食欲的副作用。家属可以咨询医生,调整认知症老人的用药情况。

② 部分认知症老人拒绝进食可能是假牙会造成口腔内疼痛,但认知症老人无法清楚地表达自己的感受。因此,家人需要定期带认知症老人到医院进行口腔检查。

③ 缺乏运动也会导致认知症老人没有食欲。许多认知症老人的自理能力下降,家属为了防止老人跌倒,会限制他们的活动范围。为避免出现此类情况,可以督促老人做一些如散步、种花等简单的活动。

④ 老人患认知症后嗅觉、味觉等感官能力会逐步下降,会觉得食物的味道与以前不同。家属可以尝试用老人熟悉的方式来烹饪食物,增强进食欲望。

3. 食欲旺盛

① 认知症病程的发展会导致老人丧失感知饥饿和饱胀的能力,导致食欲旺盛和食用异物。家属应该控制老人的进食次数,做到少食多餐,多给老人食用低热量的食物。

② 若认知症老人一直要求吃甜食,家属可以用一些代糖食物或低糖食物来满足他们的要求。

4. 吞咽困难

① 认知症老人出现无法咀嚼和吞咽食物的情况大多数与口腔问题有关。常见的原因有口腔干燥、牙龈疾病等引起的口腔不适。注意保持口腔卫生,如果是因为口腔过于干燥导致的吞咽问题,可以让老人在吃饭前先喝一些汤水湿润口腔。

② 部分认知症老人随着病程的发展会退化为不知道如何咀嚼,家属可以用动作演示如何咀嚼。同时,认知症老人可能会无法判断何时吞咽,导致把食物含在嘴里。家属需要提醒老人要咀嚼后吞咽,并及时查看食物吞咽情况。

5. 进餐困难

① 当认知症发展到中晚期,老人的味觉、嗅觉等知觉会发生显著的改变,可能因无法辨别食物导致认知症进餐困难。家人首先应确保就餐环境有充足的照明,让认知症老人可以看清食物。

② 认知症老人的注意力很容易被分散,如果眼前有过多的食物,他们会变得无所适从。

因此餐桌上的物品摆放应尽量简单,不要放与进餐无关、容易分散注意力的物品。

③ 营造一个安静的就餐环境,不要打开电视或收音机,让老人在舒适平和的环境中进餐。

④ 准备容易咀嚼和吞咽的食物。准备食物的时候准备成一口大小,另外尽量准备软烂的食物;尽量避免不容易充分咀嚼的食物,比如生的胡萝卜和干果;鼓励认知症老人吃饭时坐直身体,并且头微微前倾;如果长辈的头向后仰,记得要把头转移到前倾的位置;吃饭结束后,检查老人的嘴巴以确保食物都已经咽下;

⑤ 认知症老人在中晚期精细运动技能受损,使用餐具会有困难,可以选择手指食物进餐。手指食物即准备好的可以用手直接抓着吃的食物,大小以可以用手指捏起、一口吃掉为宜。常见的手指食物如小块的馒头,蒸熟并切成条块状的红薯、南瓜,一口可食用的肉丸子、蒸饺等。

(二) 认知症老人饮食介护技巧

认知症饮食介护中应该尽可能维持老人独立进食的能力,可以给老人准备一些方便独立进食的餐具,例如:防漏杯、宽柄勺、防滑垫以及带有边缘的盘子,以使老人吃饭时食物不会溢出。

另外,鲜明的颜色对比将会使老人不能更集中地注意在食物身上,应该避免带有花哨图案的桌布和盘子,这是因为老人可能会混淆而试图去吃图案上的东西。

中度或重度的认知症老人可能会逐渐失去独立进食的能力,进食时需要有人坐在旁边并提示给他们。

帮助进食的技巧有:

1. 和老人交流他们正在吃的食物
2. 坐在能够和老人有眼神交流的地方
3. 给老人带上饭单以防食物溢出弄脏衣服
4. 确保食物温度适宜
5. 不同食物分类放置
6. 保持心情愉悦
7. 给老人足够时间吞咽食物
8. 通过观察咽喉部肌肉检查老人是否有效吞咽
9. 给老人一些液体来帮助吞咽

老年饮食介护项目实践

(一) 饮食介护案例

田奶奶,68 岁,居住在春天颐养院 601 房间 6 床,身高 163 cm,体重 77 公斤,性格开朗。田奶奶小时候一直跟随做小生意的父母走南闯北,成年后打临工,后因照顾家庭 40 岁就不再工作,没有退休金,无积蓄。其女经济条件尚可,给老人一定的经济支持。其子经济条件一般,给予老人的经济支持有限。奶奶平时喜欢打麻将、看电视剧,喜欢吃苹果、咸菜、腌制食品、粉蒸肉。田奶奶有 2 个外孙女,1 个孙女,均在本地。

既往病史:10 年前确诊高血压,6 个月前突发脑卒中。

目前状况:脑血栓后遗症半年,因吞咽困难需要进行鼻饲饮食。右侧肢体偏瘫,左侧肢体活动无力,卧床。尽管讲话有些含糊不清,但是能够通过语言和肢体语言进行交流。进食、如厕均需在床上进行。老人生病后觉得自己很没用,因体形较胖,都不能自主翻身,晚上常常睡不好,导致血压波动。子女周末会轮流来看望母亲。

(二) 实训步骤

第一步:教师下达实训项目,并讲解说明。

第二步:每组 3~4 人进行分组,到养老机构或社区照护机构观摩饮食介护流程。在企业导师指导下完成实操,拍摄实操完整过程。

第三步:拍摄的视频上传课程网站。

第四步:针对最终操作视频完成学生自评、教师评价、企业导师评价。

(三) 思考并实践

请根据案例,为田奶奶实施饮食介护。要求学生熟练掌握吞咽功能评作方法,及时识别吞咽障碍,并能独立完成卧床吞咽障碍老人的饮食介护操作。

任务评价表

组名：		组员姓名：				日期：			
评价内容		自我评价			教师评价			企业导师评价	
学习目标	评价内容	优	良	中	优	良	中	优	良	中
知识目标	口述各项饮食介护操作所需设施设备和用品									
	口述各项饮食介护操作的详细流程									
	口述吞咽障碍产生原因									
能力目标	能够正确进行营养评估									
	能够正确使用评估量表评估老年人营养状况									
	能够协助老人完成饮食饮水介护									
	能够独立完成鼻饲老人床上饮食和床上饮水介护操作									
素质目标	具有爱心、耐心、细心的工作态度									
	具有团队协作的工作意识									
	具有尊老、爱老、助老、护老的服务意识									
	饮食介护操作过程中尊重老年人的文化及信仰									
技能实训	为卧床老人实施饮食介护实操									
	为卧床老人实施吞咽功能评估实操									
	为鼻饲老人实施饮食介护实操									
小组合作	小组全员参与									
	小组成员相互配合									
	小组工作氛围融洽									
整体评价	□ 优秀 □ 良好 □ 合格									
教师建议										

项目五
排泄介护实务

所谓排泄,即排出身体里的废物。食物经过身体的消化、吸收、代谢,吸收必要的营养元素和水分后,作为废物排出身体。每天无意中进行的排泄,是人类生存下去不可缺少的行为。首先从生理层面看,排泄是正常人维持生命所需的必要行为,维持有规律的排泄,对于长者来说,是健康日常生活的必要条件。从心理层面看,排泄是否顺利,对长者心理层面的影响非常大,便秘、腹泻时,往往因为排便不顺畅造成精神状态不好、心情欠佳,从而恶性循环影响到人的身体健康;如果排便过程顺利,没有特别费劲,对于老人精神层面的满足,是非常有帮助的。从社会层面看,排泄会影响到长者的自尊心、羞耻心。即使长者已经卧床,都不希望让人看到自己的排泄过程。很多老年人会控制不住大小便或稍微有一点点失禁,使用纸尿裤必须借他人之手或需要别人帮助,其内心都是非常不情愿的。

 知识目标

(1) 熟悉排泄基本知识;
(2) 了解老年人常见的排泄障碍及其原因;
(3) 熟悉排泄介护的评估方法;
(4) 熟悉排泄介护辅助工具及其选择、使用方法;
(5) 熟知正常排泄的要点;
(6) 熟知开塞露通便、摘便的操作要点和注意事项。

 能力目标

(1) 能进行初步的排泄介护评估,选择正确的介助方法;
(2) 能熟练操作厕所内、床边、床上的排泄介助;
(3) 能熟练更换纸尿裤;
(4) 能识别尿频、便秘、腹泻、大便失禁等排泄异常。

素质目标

(1) 培养学生的动手操作能力;

(2) 培养学生的观察能力;

(3) 增强学生对老人的同理心、爱心,能尊重老人,理解老人的羞耻心;

(4) 树立自立支援的照护理念。

任务一 排泄介护基础

一、正常排泄的过程

去厕所排泄的行为看似简单,其实是一系列功能的组合。首先,要有认知功能,感觉到尿意、便意,理解厕所的位置和使用方法;其次,要有运动功能,能完成走到厕所、脱衣服等动作;最后,要有泌尿系统功能完成排尿,有消化器官功能完成排便。上述功能中的任何一个有问题,"正常排泄"的行为就无法完成。

表 5-1 排泄行为一览表

行为	正常状态	达到正常状态所需要的条件
感到尿意	• 尿量到膀胱容量的一半左右就能感觉到最初的尿意。 • 膀胱未充盈时,尿道口附近有尿意。 • 从最初的尿意开始,可以忍耐 30 分钟至 1 小时左右。 • 尿意像波浪一样,一旦减退会变得越来越强。 • 在最大尿意中,感觉到下腹部的紧胀感。 • 过度忍耐的话会起鸡皮疙瘩,感觉发冷。 • 即使在睡眠中也会觉醒。	• 尿积在膀胱中。 • 尿储存后,从膀胱传到末梢神经,通过脊髓传递到大脑。 • 大脑可以判断尿意。
感到便意	• 粪便在直肠堆积会感觉到便意。 • 15 分钟左右就感觉不到了。 • 可以区分是便还是屁。	• 直肠里有大便。 • 可以将粪便堆积的情况从直肠经由末梢神经、脊髓传达给大脑。 • 大脑可以判断便意。
认识厕所、小便器和马桶	• 知道厕所在哪里。 • 了解尿器、便器的使用方法。	• 通过视觉或其他感知觉确认厕所。 • 认知功能能判断厕所、尿器、马桶。
起身到厕所	• 能翻身。 • 起床。 • 能保持坐姿。 • 站起来。 • 能保持站位。 • 可以步行或使用轮椅等移动辅助工具。	• 可以理解移动的必要性。 • 有肌力。 • 无四肢缺损或运动麻痹。 • 没有关节挛缩。 • 保持平衡。 • 没有疼痛。 • 有足够的心肺能力支持移动。 • 了解并符合移动用具的使用目的和使用方法。

（续表）

行为	正常状态	达到正常状态所需要的条件
穿脱衣服	• 会扣上和解开纽扣、扣件、皮带等。 • 会拉起和放下，裤子、内衣可以卷起裙子。	• 能够理解穿脱方法。 • 能做出手指的精细动作。 • 可以保持站立和弯腰。
使用尿便器	• 可确认尿便器的位置。 • 可打开盖子。 • 可确认尿道和肛门的位置。	• 可通过视觉或其他感知觉来确认。 • 能理解尿器、马桶的使用目的和使用方法。 • 可进行指尖的动作和腰部抬起等动作。
排尿	• 白天5～7次，夜间0～1次，200 ml～500 ml的尿在30秒内排出。 • 无痛无残尿。 • 没有尿意也能排出来。 • 尿液是透明的，浅黄色的。	• 蓄尿时膀胱松弛，尿道收缩。 • 排尿时膀胱收缩，尿道松弛。 • 可完成从大脑经过脊髓、到膀胱、尿道的神经传递。
排便	• 1天1～3次或1～3天1次。 • 150 g～200 g，水分70%～80%，有形状，排出棕色的大便 • 没有疼痛，稍微用力就能顺利排出。	• 通过肠的蠕动运动可以将粪便输送到直肠。 • 蓄便时，收紧内、外肛门括约肌，把便留在直肠；排出大便时，直肠收缩，内、外肛门括约肌松弛。
清洁	• 撕纸。 • 擦肛门、尿道口。 • 在水洗的情况下，使水流动。 • 扔掉排泄物。 • 洗手。	• 可理解清洁的必要性和方法。 • 手指可活动。 • 可通过视觉或可替代的感知来确认。

二、老年人常见排泄障碍及原因分析

（一）尿意和便意方面的问题

老年人的多种疾病都会引起尿意与便意异常，如尿路感染、中枢神经疾病（尿崩症、神经源性膀胱、帕金森病、认知障碍）等，主要表现为尿频、尿急、尿痛、尿意和便意异常等。

（二）尿便的保持功能问题（感到了便意后是否能忍耐坚持）

有了便意、尿意主观上知道去卫生间，但由于尿便括约肌的肌力原因，坚持不到合适地点再排泄。

（三）排泄场所的确认问题

能感受到便意、尿意，但由于意识精神及认知问题，不能表达或无法正确进行状况判断，如不知道卫生间在哪儿、不知道如何排泄、在卫生间以外的地方排泄等问题。

（四）移动动作障碍问题

由于身体肢体原因（骨骼、关节、神经、内脏衰老、疼痛、关节挛缩、强直、麻痹、萎缩、肌力下降、平衡障碍等)或视力视觉障碍(视力低下、视野障碍等),移动动作出现障碍(如翻身、起床、坐位、起立、行走等)。

(五) 环境配套不全问题

有台阶、扶手及其他障碍物等,坐便器以及周围设备没有无障碍设计。

(六) 衣着不便

有肢体功能低下,或有衣物穿脱困难或穿脱复杂不便等原因。

(七) 便器、尿器的使用问题

除身体功能原因外,有一些原因是与老年人认知障碍、不会使用便器(手脚不便、笨拙和使用方法不当、失败等)有关。

(八) 排泄后的处理困难问题

因为动作不便(上提、解带、结带、解扣等动作中手的灵巧性下降)或动作不能(关节挛缩、麻痹)等身体原因,无法完成排泄后的擦拭、水冲、更衣、洗手等。还有扶手、便器不符合无障碍要求、便器周边器具不配套等环境原因、认知障碍者对排便行为的理解认知困难等原因。

三、排泄介护的评估

在对老人进行排泄介护前,依据表5-2准确评估老人身体状况,了解老人有便意后能否保持一段时间、能否安全移动到厕所、有无神经系统和心血管系统疾病。

表5-2　排泄情况评估表

项目	评估内容	是(有)	否(无)
1. 认知反应	能否判断厕所位置?		
	能否自主穿脱衣裤?		
	能否自主冲水?		
2. 健康状况	气喘 心悸 头晕 腰痛 下肢痛 患病 脑卒中 心脏病 帕金森病(PD) 骨折		
3. 排泄感及排泄次数	尿意 便意		

（续表）

项目	评估内容	是(有)	否(无)
	排尿及排便次数	白天 　4～5 次□ 　6～10 次□ 　11 次以上□ 夜间 　0～2 次□ 　3～5 次□ 　6 次以上□ 排便 　正常□ 　便秘□ 　腹泻□	
4. 是否愿意使用尿布	绝对不使用尿布 身体不适时不得已使用 不能行走时不得已使用		
5. 对现在排泄方法的满意度	排泄时一定要去厕所 受人帮助很痛苦 很满意		

说明:便意、尿意:每次询问老人是否有尿(便),当老人回答与实际情况一致时,即可判断有尿(便)意。

四、认知症老人的排泄介护

(一) 认知症老人的常见排泄问题

1. 尿频和失禁

由于认知障碍,老人对尿意和便意的感觉会变得迟钝,有的老人虽然感觉到尿意或便意,但由于找不到厕所或进了厕所不知如何使用坐便器,会出现来不及上厕所的情况。另外,由于记忆障碍,老人担心忘记去厕所而引起尿失禁,反而会频繁上厕所。

2. 随地大小便

认知症老人因为定向障碍而无法辨认自己所处的场所和地点,把房间的阴暗处、走廊、浴室甚至室外等错认为厕所,会在以上这些厕所以外的地方大小便。

3. 弄便

由于认知障碍,老人对排泄物的认识已经淡薄或忘记,加上在纸尿裤上排泄后没有及时更换带来的不适感,或者主观上想要清理排泄物,会产生弄便的行为。

(二) 认知症老人排泄问题的应对方法

1. 及时响应排泄前"信号"

认知症老人在排便或排尿前都会有一些不自然的表现,细心观察一下老人每次在排泄之前身体、表情、肢体的表现,如坐立不安,身体的不自然扭动等。这时照护人员应该遵循"排泄优先"原则,暂停正在进行的任何事情,及时协助老人进行排泄,避免老人将二便憋回去,紊乱排泄功能,也防止二便直接污染衣物、床单等,增加照护者的工作量。

2. 帮助老人建立规律的排泄习惯

了解老人的健康情况及评估老人的排泄功能,如无不可逆的疾病因素,照护者应帮助老年人建立规律的排泄习惯,定期带老人上厕所,观察老人的需要。如早晨吃完早饭,是肠道蠕动最为活跃的时刻,应有意识地诱导或者安排老人进行二便的排泄。

3. 提供良好的排泄环境

用鲜明图片标示厕所的位置,可在卧室、客厅到厕所的过道制作带有箭头的指示牌,在门口贴上指示性标识,让认知症老人可以准确识别卫生间。夜间增加通往厕所路线的照明,或将厕所的灯和门一直开着。马桶周边颜色鲜明,使用醒目颜色的马桶清洁剂或马桶坐垫圈,让马桶更易识别。同时把垃圾桶或其他可能让认知症老人误以为是马桶的东西移走。

4. 维护老人的自尊

认知症老人也会有很强的自尊心,如果照护者对着失禁的老人大喊大叫,势必会伤害老人的自尊心,引起老人的过激反应。照护者不可用教训的口气指责老人,而是应该设法安慰老人,要尽量不动声色地做好处理工作。对认知症老人的情绪和心理进行"精神介护",帮助老人恢复生活的乐趣,通过老人自身认知能力的提高,同时解决排泄问题。

任务二　介助老人的排泄操作

一、如厕帮助

(一) 厕所环境的评估

考虑到老人的身体机能衰退,评估厕所环境是否安全对促进自主排泄是很重要的。首先需要确保老人可以毫无障碍地转移到马桶边并能站立和坐着;其次厕所内最好使用坐便器,并装有支撑身体的扶手,尽量没有台阶,同时确保有足够的轮椅移动空间。

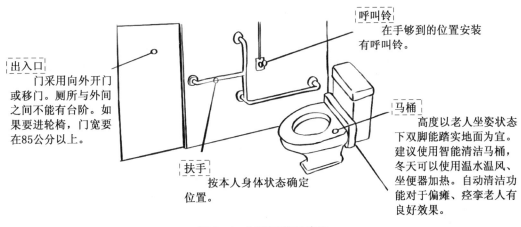

图 5-1　厕所环境示意图

（二）如厕实操流程

操作要点	操作步骤	注意事项
1. 操作前沟通	• 向老年人说明如厕操作的目的、程序、进行方法、所需时间等，征得同意。 • 准备合适的轮椅，协助老人转移到轮椅上，向洗手间移动。	• 在老人有诉求、活动前、康复训练前等时间节点进行诱导。 • 认知症老人、如果不愿意配合，不能强迫。建议暂时停止，稍后重新诱导。
2. 移动至洗手间	• 以老人健侧靠近马桶，在与马桶呈30°～45°位置固定刹车，抬起脚踏，让老人双脚踏实地面。	• 参考轮椅转运操作流程。注意：确认轮椅刹车，避免引起跌倒事故。
3. 从坐姿到站姿 	• 指导老人用健侧手抓住扶手，上身前倾慢慢站起。介护人员在患侧保护。 • 确认无任何不适后，以健侧脚为支点旋转身体，靠近坐便器。	• 参考坐姿到站姿的体位转换操作流程。
4. 在座便器上坐下 	• 确认老人站姿稳定情况下，指导老人褪下裤子和内裤。 • 老人扶住扶手，上半身前倾，慢慢就座。 • 确认老人坐姿稳定后关门退出，将呼叫器放在老人可触及范围内。	• 如需帮助老人褪下裤子，则事前要征得老人同意。 • 避免一下子坐下，身体容易失去平衡。
5. 帮助清洁	• 排泄后用卫生纸擦拭。介护人员戴上一次性手套，让老人保持前倾姿势，辅助清洁老人够不到的地方。 • 介护人员取下手套，将其丢弃到塑料袋中。	• 确认阴部皮肤状态。
6. 整理衣物 	• 介护人员将轮椅靠近老人健侧，刹车固定。 • 协助老人至站立位，指导老人用健侧手把内衣、裤子抬到大腿部，协助整理衣物。	• 介护人员在患侧协助老人。

（续表）

操作要点	操作步骤	注意事项
7. 转移至轮椅	• 将老人转移到轮椅,并调整到舒适体位。 • 系上安全带。	• 确认老人坐位稳定、患侧上下肢的安全、无不适感。
8. 整理、记录	• 移动轮椅至洗手池,按照七步洗手法清洁双手。 • 对排泄物的量和性状进行观察。 • 整理物品,按规定消毒处理,记录。	• 介护人员确认老人手部清洁。对于老人无法洗净部位进行辅助。

二、床位边的排泄辅助

(一)床边排泄辅助器具

1. 主要产品

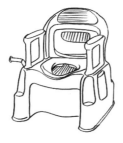
塑料材质

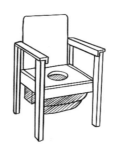
木材质

图 5-2　床边排泄辅助器示意图

塑料制品重量轻,携带简单,有的产品有踢脚,但需确认其稳固性。木制椅有重量,很难携带,但是更稳固,因为可以放脚,所以很容易站起和坐下。

2. 辅助用具的选择

在选床边排泄辅助器具时,主要需要考虑是否符合使用者身体状态、移动、移乘动作、坐位姿势,还要考虑器具本体的稳定性和座面的高度。

表 5-3　床边排泄辅助器具选择要点

座面高度	选择有调节功能的;如采用坐位移乘,将座面高度设置为与床上的端坐位高度相同;如采用立位移乘,高度要保证坐位姿势时双脚踏实地面,并能采用舒服的排泄姿势。
稳定性	在移乘时不会因为体重发生移动或倒下;与防滑垫并用,可以更安全。
踢脚	站起来时留有双脚后移空间(脚踢)。
扶手	用于在移乘移动、排泄时保持前倾姿势;坐位移乘时最好是能弹起或可拆装的,或者床侧肘部较短的。
布局	应考虑到移乘、移动方法、拆装方法、辅助空间等情况。另外,考虑到卫生,所以一般放在床尾侧。

(二) 床边排泄

1. 必需物品

卫生纸、床边马桶、污物垫、浴巾、防护服、一次性手套等。

2. 床边排泄实操流程

操作要点	操作步骤	注意事项
1. 操作前准备	• 向老年人说明如厕操作的目的、程序、进行方法、所需时间等,征得同意。 • 如为单间,则关好门。如为多病床病房,则拉好床帘。保护老人隐私。	• 在老人有诉求、活动前、康复训练前等时间节点进行诱导。 • 根据老人日常生活能力情况,由1~2名介护人员进行操作。 • 认知症老人,如果不愿意配合,不能强迫。建议暂时停止,稍后重新诱导。
2. 放置马桶	 • 在床尾边铺上防污垫,并铺上防滑垫,放上床边马桶,并打开马桶盖子。	注意:确认马桶稳定性。

操作要点	操作步骤	注意事项
3. 站立起身	• 指导老年人床上翻身,从卧位到坐位。 • 老人握住扶手移动至双脚踏实地面,以向前倾姿势慢慢站起。 • 确认无任何不适后,以健侧脚为支点旋转身体,靠近坐便器。	• 参考从卧位到站位体位转换介护操作,根据老人情况提供帮助。注意:体位转换容易导致体位性低血压,进而引起脑供血不足,会出现头晕甚至晕厥等情况。介护士协助时及时确认老人有无头晕目眩、视物模糊等不适感。
4. 就座排泄	• 褪下内外裤。 • 让老人确认马桶的位置,扶住把手,用前倾姿势慢慢就座。 • 将浴巾从腹部盖到大腿部,保护老人隐私。 • 将厕纸和呼叫器放在老人可触及范围内,退出房间。	• 鼓励老年人利用现有的能力完成,做不到的部分由介护人员协助。 • 介护人员位于患侧保护,确认坐姿稳定,双脚踏实踩在地面。
5. 帮助清洁	• 排泄后用卫生纸擦拭。介护人员戴上一次性手套,让老人保持前倾姿势,辅助老人清洁够不到的地方。 • 介护人员取下手套,将其丢弃到塑料袋中。	• 确认阴部皮肤状态。

（续表）

操作要点	操作步骤	注意事项
6. 整理衣物	• 坐姿状态下指导老人把内衣、裤子提到大腿部。 • 指导老人健侧扶住扶手，以前倾姿势站起来，协助老人整理衣服。 • 指导老人转移回到床上，调整到舒适体位。	• 整理衣服时在老人患侧保护，并协助完成。 • 排泄可能引起老人血压变化，要及时确认老人无不适感，移位时注意安全。
7. 整理记录	• 协助老人手部清洁消毒。 • 开窗通风换气。 • 介护人员整理物品，按规定消毒处理，记录。	• 观察排泄物的量、颜色、气味、性状后将其废弃，洗净后恢复原状。

任务三　介护老人的排泄操作

一、卧床长者的排泄介助

（一）床上排泄辅助器具

1. 小便器

小便器是让能感觉到尿意，但不能站立或没有保持站立位的体力、很难移动到厕所的老人在床上使用的排尿用具。有坐姿或卧位使用，可自行或帮助使用。

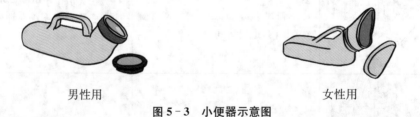

男性用　　　　　　　　　　　　　　　女性用

图 5 - 3　小便器示意图

2. 插入式马桶

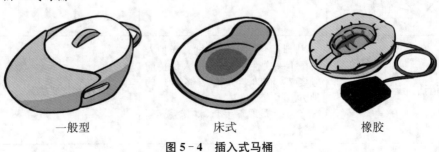

一般型　　　　　　　床式　　　　　　　橡胶

图 5 - 4　插入式马桶

　　插入式马桶是在床上排便、排尿(限女性)的用具。适用于能感觉到便意,但无法移动到厕所的老人,一般采用仰卧位。上图中一般型是抬高腰部使用的类型,女性排尿和排便都可使用。另有床式马桶(西式马桶)和橡胶马桶等类型。

(三) 床上排泄

1. 必需物品

卫生纸、合适的便盆、一次性尿垫或橡胶单、阴部清洗瓶、温水、防护服、一次性手套等。

2. 卧床老人床上排泄实操流程

操作要点	操作步骤	注意事项
1. 操作前沟通	• 向老年人说明床上排泄操作的目的、程序、方法、所需时间等,征得同意。 • 根据老人情况选择合适的器具。	• 综合考虑臀部是否可以抬起、身体体重、老人的要求等。
2. 环境准备	• 调节病房室温在 24 ℃~28 ℃,注意空调风不要直接吹到老年人身体上。 • 如为单间,则关好门。如为多病床病房,则拉好床帘。调整护理床为水平状态。 • 介护人员穿戴防护服和一次性手套,在老人身下铺设防水布,盖好浴巾保护隐私。老人采取合适体位,褪下裤子和内裤。	• 查看温度计确认温度,跟老年人确认室温是否适宜。 • 注意保护个人隐私。 • 翻身、解衣等动作尽量让老人完成自己可以完成的部分。
3. 指导使用器具 男性 女性 	• 插入便器。 • 如果是男性,告知老人将阴茎放入小便器的受尿口,用手拿着小便器固定。 • 如果是女性,排尿时注意将小便器边缘与身体紧密贴合,小便器底部固定在床上。 • 排便时采用床上插入式马桶,用卫生纸盖住会阴部,防止飞溅。 • 将呼叫器放在老人可触及范围内,退出房间。	• 冬季使用便器前可以用热水加温,太过冰冷会让老人失去尿意和便意。 • 确认尾骨位置,确保便器的稳定。协助老人稍稍抬起上半身增强腹压,有助于排泄。 • 部分男性排便时会伴随排尿,务必放置小便器。 • 如果老人独自无法排泄,可以揉压老人下腹部,帮助增加腹压。

(续表)

操作要点	操作步骤	注意事项
4. 清洁	• 结束后,确认是否有残尿感,是否清爽。 • 介护人员取下浴巾。让老人用卫生纸清洁阴部、肛门。 • 如果排便,用水清洗后再取出便器。	• 尽可能让老人自己擦拭,从前往后,避免感染。够不到的地方由介护士提供帮助。 • 参考阴部清洁操作,使用阴部清洗瓶温水洗净。
5. 整理衣物	• 帮助老人把内衣、裤子拉上,整理衣服,确认无褶皱。 • 介护人员确认床上用品、睡衣有没有弄脏,如果弄脏的话就更换。	• 确认身体状况 等,恢复床的高度。
6. 整理记录	• 协助老人手部清洁消毒。 • 开窗通风换气。 • 介护人员整理物品,按规定消毒处理,记录。	• 观察排泄物的量、颜色、气味、性状后将其废弃,洗净后恢复原状。

二、纸尿裤的更换

(一) 纸尿裤的选择

纸尿裤有不同种类,从轻薄防漏尿垫,到像内裤一样穿着的大流量尿裤,可根据失禁量和使用目的的不同来区分使用。因为担心漏尿,护理者往往会选择大容量的或大尺寸的,但过大的内裤、尿布会妨碍步行和运动。考虑到使用尿布是为了帮助自立,应根据介助的状态,选择合适的尿布。

1. 失禁用内裤、防水内裤

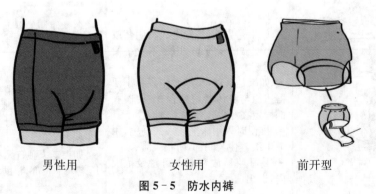

男性用　　　　　　女性用　　　　　　前开型

图 5－5　防水内裤

2. 尿垫

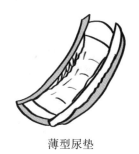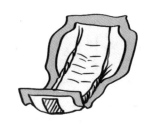

薄型尿垫 　　　　　　　　　　　　　 夜用尿垫

图 5-6　尿垫

尿垫分为薄型和夜用型,可以根据尿量,将尿垫粘在普通裤子和失禁裤、防水内裤上使用。

3. 拉拉裤

为了更合身,加入了松紧裤腰,可像普通的内裤一样穿着。单手也可以在厕所和床边便器上更换,也可用于卸下尿布的练习。根据使用人的功能和尺寸选择。

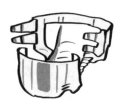

拉拉裤 　　　　　　　　　　　　 粘贴型纸尿裤

图 5-7　拉拉裤

4. 粘贴型纸尿裤

尿布外罩和纸尿布合为一体,沿身体把两边粘起来,有一定松紧。尿量多的情况下使用可以防止漏尿,一般用于意识不清、长期嗜睡、卧床不起的老人。

5. 根据不同尿量的组合使用

| 不想使用失禁短裤的 | 长时间外出及旅行 | 尿量多,外出时光用短裤型还觉得不放心 |

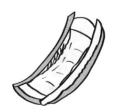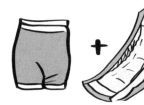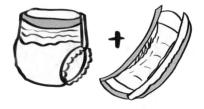

外出时间不同、个人不同尿量也不同。选择本人最舒适的组合。

少 ⟸⟸⟸⟸⟸⟸ 尿量 ⟹⟹⟹⟹⟹⟹ 多

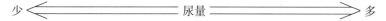

图 5-8　组合使用排泄用品

(二)更换尿不湿

1. 必需物品

干净尿不湿、卫生纸、便盆、一次性尿垫或橡胶单、清洁毛巾、阴部清洗瓶、温水、防护服、一次性手套等。

2. 为卧床老人更换尿不湿实操流程(以女性为例)

操作要点	操作步骤	注意事项
1. 操作前沟通	• 观察排泄状态,及时向老人确认感受。 • 向老年人说明操作的目的、程序、方法、所需时间等,征得同意。	• 防止排泄物引发皮肤污染、破损。 • 认知症老年人可能无法充分理解,可以一边操作一边解释。
2. 环境准备	• 调节病房室温在24 ℃～28 ℃,注意空调风不要直接吹到老年人身体上。 • 如为单间,则关好门。如为多病床病房,则拉好床帘。调整护理床为水平状态。 • 所有物品放在床边、介护士可拿到的范围内。 • 介护人员穿戴防护服和一次性手套,在老人身下铺设防水布,盖好浴巾保护隐私。老人采取合适体位,褪下内外裤。	• 查看温度计确认温度,与老年人确认室温是否适宜。 • 注意保护个人隐私。 • 翻身、解衣等动作尽量让老人完成自己可以完成的部分。
3. 摘纸尿裤	 • 协助老人膝盖屈曲,双脚踏实床面保持身体稳定。 • 打开尿不湿的粘贴条。 • 把使用过的尿不湿展开,向内侧折叠轻轻团起。	• 必要时由另一位介护人员辅助。 • 观察排泄物的量、颜色、气味、性状。
4. 阴部清洗	 • 用卫生纸清洁外阴部的污垢和分泌物。 • 用阴部清洗瓶清洗会阴、臀部等被污染处,尤其是皮肤褶皱处。	• 从预防感染的角度出发,从上往下擦洗。参考阴部清洁实操。 注意:清洗前确认瓶中温水温度,防止烫伤。

操作要点	操作步骤	注意事项
5. 除去脏尿不湿	• 体位转换成侧卧位。一边放上干净尿不湿，一边将脏尿不湿污染面朝内轻轻团起取出。 • 保持侧卧位，用阴部专用毛巾轻轻擦拭臀部、肛门部位。	• 新尿不湿放置时注意前后位置。 • 清洗时注意观察皮肤状态，尤其是压疮点情况。
6. 更换新尿不湿（粘贴型）	• 将新尿布的中心部位对准老人臀部中心部位铺开。 • 体位转换成仰卧位，穿好新尿不湿。 • 调整腹股沟的立体褶裥，防止尿漏。 • 撤出护理垫，协助老人整理睡衣、床单，避免褶皱。 • 调整至舒适体位。	• 粘尿布时，上侧的粘贴条稍微向下，下侧的稍微朝上粘到一起以免压迫腹部。确认老人无不适感。 • 如果污染了衣服、床单，需要及时更换。
7. 整理记录	• 协助老人手部清洁消毒。 • 开窗通风换气。 • 介护人员整理物品，按规定消毒处理，记录。	• 将紧急呼叫铃放在老人能够得到的地方，方便老人不舒服时求助。

三、简易通便

(一) 老年人便秘介护

1. 老年人便秘

长期卧床老年人容易导致便秘,主要表现为排便次数减少和排便困难,许多患者的排便次数每周少于 2 次,严重者长达 2～4 周才排便 1 次。部分老年人排便时间可长达 30 分钟以上,或每天排便多次,但排出困难,粪便硬结如羊粪状,且数量很少。

长期便秘有以下危害:

1. 容易刺激肛门部位,诱发肛瘘,导致痔疮,甚至可以导致肛周脓肿。

2. 容易导致胃肠道功能紊乱,影响正常的肠道蠕动,出现腹胀的症状,部分老年人表现出食欲不振。

3. 长期便秘容易诱发肠道的疾病,粪块对肠道有刺激,可以出现肠道溃疡、出血,甚至诱发直肠癌。严重的便秘还会导致肠梗阻,危及患者的生命安全。

4. 便秘时老年人会用力排便,腹腔压力升高,导致血压升高、冠脉痉挛,诱发心脑血管的疾病。

老年性便秘的主要原因有:

1. 老年人的脏器功能已发生生理性衰退,肠道蠕动能力下降,导致粪便易滞留在肠道内而排泄不出。

2. 老年人的直肠肌和腹肌已发生萎缩,肌张力低下,致使排便无力,导致粪便不易排出。

3. 老年人的活动量减少,饮食过于精细,膳食纤维较少,导致排便困难。

4. 排泄环境的变化、心理的影响、疾病、药物(镇静、镇痛、催眠药等)也是导致老年性便秘的原因。

2. 介护中便秘的预防

(1) 帮助老人进行养成定时和及时排便的习惯。

(2) 帮助老人掌握正确的排便姿势。

(3) 整备厕所环境。

(4) 保持水分的摄取量,每日 1500～2000 毫升。

(5) 早餐会促进肠道一天的活动,所以一定要让老人吃早餐。另外,食物中加入食物纤维多的蔬菜、海藻和酸奶等发酵食品。

(6) 为了提高咀嚼力,对牙齿、义齿进行检查,如果有必要,及时让老人就诊。

(7) 帮助老人多活动。卧床时可以进行上身活动、踝关节和膝盖的屈伸、桥式运动、腹式呼吸、顺时针方向揉压腹部等。

(二) 开塞露的使用

1. 必需物品

开塞露(每支 20 ml,必要时准备干净的剪刀)、卫生纸、便盆、一次性尿垫或橡胶单、一次性手套等。

2. 适用对象

开塞露适用人群有大便嵌顿和需要迅速通便者，比如长期卧床的老人和做术前准备的老人。

3. 开塞露使用实操流程

操作要点	操作步骤	注意事项
1. 操作前沟通	• 向老年人说明使用开塞露的目的、程序、方法、所需时间等，征得同意。	• 认知症老年人可能无法充分理解，可以一边操作一边解释。
2. 环境准备	• 调节病房室温在 24℃～28℃，注意空调风不要直接吹到老年人身体上。 • 如为单间，则关好门。如为多病床病房，则拉好床帘。调整护理床为水平状态。 • 所有物品放在床边介护士可以拿到的范围内。 • 介护人员穿戴防护服和一次性手套，在老人身下铺设防水布，盖好浴巾保护隐私。老人采取合适体位，褪下内外裤。	• 相看房内温度计确认温度，与老年人确认室温适宜。 • 注意保护个人隐私。 • 翻身、解衣等动作尽量让老人完成自己可以完成的部分。
3. 老人准备 下面的膝关节深屈 盖上毛巾 用毛巾被类物品顶在身后 防水单子 纸尿垫子孙	• 帮助老人采取侧卧位并将裤子褪至大腿部。 • 橡胶单（或一次性护理垫）垫于老人腰部及臀部位置。 • 用翻身垫、抱枕等稳定体位。	• 请老人排空尿液以降低腹压。 • 注意不要过多暴露，可用浴巾遮盖。
4. 注入开塞露	• 戴上一次性手套，取下开塞露瓶盖（或用剪刀剪开）。 • 手持开塞露球部，挤出少量药液润滑肛门口及开塞露容器前端。 • 把开塞露前端缓慢推入肛门，挤压球部将药液全部挤入。 • 一手用卫生纸按住肛门部以防液体流出，一手拔出开塞露。	• 对患有痔疮的老人动作要轻柔，充分润滑肛门口后再进行后续操作。 • 提醒老人大口呼气，有利于放松肛门括约肌，等肛门括约肌没有僵硬感后再推入。
5. 排便	• 注入药液后会感觉到有便意，叮嘱老人不要立即排便，忍耐 5 分钟左右。 • 根据老人的情况，采取床上便器、床边便器或至卫生间排便。	• 药液刺激肠道，引发肠道蠕动大约需要 3～5 分钟左右。 • 男性老人，排便时多有排尿的情形，床上排便需要尿器与便器同时使用。 • 观察排泄物的量、颜色、气味、性状。

(续表)

操作要点	操作步骤	注意事项
6. 整理衣物	• 撤去橡胶单(或一次性尿垫)。 • 协助老人整理衣物、床单位,避免褶皱。	• 询问老人有无腹痛、残便感。
7. 整理记录	• 协助老人手部清洁消毒。 • 开窗通风换气。 • 介护人员整理物品,按规定消毒处理,记录。	• 将紧急呼叫铃放在老人能够得到的地方,方便老人不舒服时求助。

(二) 摘便

1. 必需物品

一次性手套、润滑剂、便器、便携式便器、浴巾、一次性尿垫、尿器、卫生纸、阴部清洗瓶等。

2. 适合对象

自然排便困难的老人,因脊髓损伤等导致无法排出直肠内积存的大便者,灌肠仍不能排出者,硬便、宿便等无法排出等情况。

3. 床上摘便实操流程

操作要点	操作步骤	注意事项
1. 操作前沟通	• 向老年人说明床上摘便操作的目的、程序、方法、所需时间等,征得同意。	• 认知症老年人可能无法充分理解,可以一边操作一边解释。
2. 环境准备	• 调节病房室温在 24 ℃～28 ℃,注意空调风不要直接吹到老年人身体上。 • 如为单间,则关好门。如为多病床病房,则拉好床帘。调整护理床为水平状态。 • 所有物品放在床边,介护士可以拿到的范围内。 • 介护人员穿戴防护服和一次性手套,在老人身下铺设防水布,盖好浴巾保护隐私。老人采取合适体位,褪下内外裤。 • 整理床边环境。将必需物品放在介护士触及范围内,戴上一次性手套。	• 查看房内温度计确认温度,跟老年人确认室温是否适宜。 • 注意保护个人隐私。 • 翻身、解衣等动作尽量让老人完成自己可以完成的部分。
3. 老人准备	• 确认大便的潴留情况、最后排便日、腹部有无腹痛、腹胀等,了解老人的血压、呼吸、脉搏等生命体征,确认有无痔核,有无直肠癌等直肠疾患,有无肛裂、肛门狭窄等。 • 排空尿液,以降低腹压。 • 将橡胶单(或一次性护理垫)垫于老人腰部及臀部位置。帮助老人采取侧卧位,将裤子褪下至大腿部。	• 注意不要过多暴露,用浴巾遮盖。

操作要点	操作步骤	注意事项
4. 按摩肛门括约肌	• 在戴有一次性手套的食指上抹上足够润滑剂,对肛门周围实施按摩,使僵硬的肛门括约肌放松。 • 待肛门括约肌充分放松,让老人大口呼吸,可缓和肛门括约肌的紧张。	• 防止直肠黏膜损伤的同时,也易于掏出粪便。
5. 实施摘便	• 轻转手指,帮助便块粪便离开直肠壁。 • 慢慢掏出便块。手指保护肛门,在腹压作用下排出更多便块。	• 趁老人吐气的时候,插入手指,这时较易进行。 • 手指进入肛门 4 cm～5 cm 后,稍微停顿一下防止老人防御性紧张,然后进行摘便。 • 遇到抵抗时要停止动作,不能进入过深,避免用力伤及黏膜。
6. 排便	• 如果摘便过程中老人出现便意,可根据老人的情况,采取床上便器、床边便器或至卫生间排便。	• 排便时特别是男性老人,多有同时排尿的情形,床上排便需要尿器与便器同时使用。
7. 整理衣物	• 撤去橡胶单(或一次性尿垫)。 • 协助老人整理衣物、床单位,避免褶皱。	• 询问老人有无腹痛、残便感。
8. 整理记录	• 开窗通风换气。 • 介护人员整理物品,按规定消毒处理,记录。	• 将紧急呼叫铃放在老人能够得到的地方,方便老人不舒服时求助。

老年排泄介护项目实践

（一）排泄介护案例

王爷爷,83 岁,身高 171 cm,体重 67 公斤,本科学历,退休大学教师,丧偶多年,有一个儿子。爱好旅游、画画,无明显饮食偏好,性格豁达开朗,目前入住某养老机构。

既往病史:患有双膝骨关节病 10 余年,高血压病 5 年,3 年前确诊阿尔茨海默病。

目前状况:半年来,王爷爷时而清醒,时而糊涂,忘事现象多,总怀疑别人偷他的东西,每次说谁偷东西,都有板有眼的,并且不愿参加活动。近期老人认知障碍症状加重,出现小便失禁现象,只能使用纸尿裤,护理员为老人提供更换纸尿裤时,老人有抵触。由于冬季双膝骨关节病加重，老人下床活动困难，活动量减少，出现了便秘情况，已有3日未解大便。

(二) 实训步骤

第一步：教师下达实训项目，并讲解说明。

第二步：每组3～4人进行分组，到所在城市深度合作企业养老机构观摩具体排泄介护操作流程，在企业导师指导下完成实操，拍摄实操完整过程。

第三步：将视频上传课程网站。

第四步：针对最终操作视频完成学生自评、教师评价、企业导师评价。

(三) 思考并实践

请根据案例进行分析讨论，制订排泄照护计划，口述开塞露通便方法，完成如厕辅助、床边排泄辅助、更换纸尿裤操作。要求学生准备工作正确，操作过程流畅，有考虑到排泄介护工作的有效性和可延续性。

任务评价表

组名：		组员姓名：								
			日期：							

评价内容		学生自评			教师评价			企业导师评价		
学习目标	评价内容	优	良	中	优	良	中	优	良	中
知识目标	口述排泄基本知识、正常排泄的要点、老年人常见的排泄障碍及其原因									
	口述排泄介护辅助工具及其选择、使用方法									
	口述开塞露通便、摘便的操作要点和注意事项									
能力目标	能进行初步的排泄介护评估,选择正确的介助方法									
	能熟练操作厕所内、床边、床上的排泄介助									
	能熟练更换纸尿裤									
	能初步识别尿频、便秘、腹泻、大便失禁等排泄异常									
素质目标	培养学生的动手操作能力									
	培养学生的观察能力									
	增强学生对老人的同理心、爱心,能尊重老人,理解老人的羞耻心									
	树立自立支援的照护理念									
技能实训	制订排泄照护计划									
	如厕辅助实操									
	床边排泄辅助实操									
	更换纸尿裤实操									
小组合作	小组全员参与									
	小组成员相互配合									
	小组工作氛围融洽									
整体评价	□ 优秀　　□ 良好　　□ 合格									
教师建议										

项目六

睡眠介护实务

《中国睡眠研究报告 2022》指出,过去 10 年国人的入睡时间晚了两个多小时,睡眠平均时长从 2012 年的 8.5 小时缩减到 2021 年的 7.06 小时,仅 35% 国人睡够 8 小时。60 岁以上的老年人平均睡眠时长 6.5 小时,40.3% 的老年人每天睡眠时间不足 6 小时。42% 的老年人入睡时长超过半小时,失眠率高达 21%,46% 的老年人因为身体健康影响睡眠。

研究表明严重失眠者患有抑郁症的可能性比普通人增加四倍,睡眠质量较差或有睡眠障碍的群体普遍免疫力低于睡眠正常个体,更容易患肥胖症、心脏病、糖尿病等。据调查报道显示,在 35 到 55 岁人群中,睡眠少于 6 小时的个体相比于睡眠 7 小时的个体,患高血压风险升高 56%;如少于 5 小时,则患高血压可能性会增加 94%。良好的睡眠质量不仅可以帮助个体消除生理上的疲惫,在很大程度上也会对个体心理的健康发展做出积极有效的贡献。

 知识目标

(1) 了解睡眠周期的各阶段特征;

(2) 了解老年人常见睡眠障碍和介护注意事项;

(3) 了解常用睡眠评估量表和评分标准。

 能力目标

(1) 能够使用匹兹堡睡眠质量指数量表评估老年人睡眠情况;

(2) 能够使用嗜睡量表评估老年人嗜睡情况;

(3) 能够独立完成老年人睡眠环境布置。

 素质目标

(1) 具有爱心、耐心、细心的工作态度;

(2) 具有团队协作的工作意识;

（3）具有尊老、爱老、助老、护老的服务意识。

任务一　睡眠介护基础

一、睡眠周期

人在睡眠时与外界环境之间的联系减弱甚至消失,因此长久以来人们一直认为,睡眠是机体消除疲劳所需要的一种完全休息的过程。可是给人们和动物测定脑电活动时,发现在睡眠阶段大脑活动并非处于静止状态,而是表现出一系列主动调节的周期性变化,此时机体各种生理功能,如感觉功能、运动功能和自主神经功能也随着睡眠深度变化在不同程度上进行着规律活动。

国际上通用方法是根据脑电图的不同特征、眼球运动情况和肌肉张力的变化将睡眠分为两种状态,即非眼球快速运动睡眠(NREM)和眼球快速运动睡眠(REM),两种睡眠交替出现。其中非眼球快速运动睡眠(NREM)又分为四个阶段。

（1）第一阶段为入睡期,是由完全清醒至睡眠之间的过渡阶段。这一阶段时间比较短,一般持续1～7分钟,常在由觉醒向其他睡眠阶段过渡时出现。脑电图中α波波幅普遍降低,波形不整,连续性差。此时,人对周围环境注意力已经丧失,处于意识不清醒状态。

（2）第二阶段为浅睡期,在低幅脑电波的基础上,出现"纺锤波"。此时,全身肌张力降低,几乎无眼球运动。

（3）第三阶段和第四阶段合称为深度睡眠期,也被称为慢波睡眠。肌张力进一步受到抑制,是睡得最香甜的阶段,人体精力会得到恢复,在该阶段不容易被唤醒。如果该阶段睡眠时间太短,即使睡眠总时长超过8个小时,也会容易疲劳。在该阶段被突然唤醒的人,会找不着北。

（4）眼球快速运动睡眠(REM)阶段,表现为眼球快速运动,人体肌肉更加松弛,肌腱反射消失,尤其颈后和四肢抑制更加明显。血压略升高,呼吸稍快且不规则,体温和心率也有所升高,体内代谢功能显著增加,以保证大脑组织蛋白的合成和消耗物质的补充,使得神经系统正常发育并为第二天的活动积蓄能量。这一阶段也是梦境产生的阶段,在该阶段被突然唤醒的人,74％～95％的人表示正在做梦并能描述梦境内容。

人的一夜睡眠中大约有4～6个睡眠周期出现,互相连接,周而复始,如图6-1所示。

睡眠质量主要考虑NREM睡眠第三阶段和REM睡眠占总睡眠时间的比例,比例越高,睡眠质量越好。成年人在一夜睡眠中,NREM睡眠第一阶段约占5％～10％,第二阶段约占50％,第三阶段约占20％,REM睡眠占约20％～25％。从儿童期到老年期,随着生长、发育渐至衰老,REM睡眠和NREM睡眠第三阶段逐渐减少。

老年人睡眠周期与成年人不同,主要表现为REM睡眠时间减少。部分老年人没有NREM第四阶段,因此第一次进入REM睡眠时间被推迟,表现出入睡困难。睡眠周期次数减少,睡眠质量下降,浅睡眠比例增多,深度睡眠比例减少,总夜间睡眠时间减少,白天容易困倦嗜睡等。

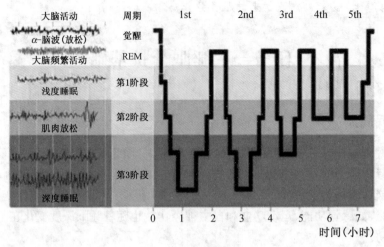

图 6 - 1　睡眠周期

二、老年人对睡眠条件的要求

1. 环境适宜

（1）温度湿度。老年人体温调节能力差，对温度的敏感性变差，需要人为干预。夏季室内温度保持在 26 ℃～30 ℃，冬季室温可在 18 ℃～22 ℃，相对湿度 50％～60％为宜。

（2）声光色彩。老年人睡眠易受声光的影响，睡眠环境要保持安静，光线暗。照护人员夜间操作及巡视要"走路轻、操作轻、关门轻、说话轻"。选用遮光性较好的深色窗帘，以遮挡室外光线。在老年人睡前关闭大灯，根据老年人需要可适当开启壁灯或地灯。墙壁颜色淡雅，可避免老年人情绪兴奋或焦虑。

（3）通风换气。在老年人入睡前进行居室的通风换气，清除室内异味及污浊空气，使人感觉呼吸顺畅。

（4）居室设备。室内设备应简单实用，靠墙摆放，家具的转角应尽量选择弧形，以免夜间碰伤起夜的老年人。

（5）室内设施。卫生间应靠近卧室，内设置坐便器并有扶手，地面铺防滑砖。叮嘱老年人上床前排空大小便，减少起夜对睡眠造成的影响。对于行动不便的老年人，在睡前将所需物品放置于适宜位置，如水杯、痰桶、便器等。

2. 床铺、被服舒适

（1）调整床铺高度为 40 cm～50 cm，适合老年人上下床为宜。床铺硬度适中。

（2）选用保温性能较好的棉芯被褥，薄厚随季节调整，松软适中。褥垫上平整舒适。

（3）荞麦皮的芯枕较好，软硬适中并且透气。调整枕头舒适的高度约为 6 cm～9 cm。高度可随老年人习惯适当调整，但不宜太高。

三、老年人睡眠介护前评估

评估要点	注意事项
1. 睡眠状态 • 入睡时间、夜间睡眠状况（是否有中途醒来） • 觉醒时间、醒后状态	• 入眠、醒来的时间不固定，会带来白天节奏的变化，所以最好每天起床时间固定。白天如果犯困则增加 20～30 分钟午睡，午睡时间不宜过长。 • 白天觉醒障碍不仅仅源于夜间睡眠障碍，由体力降低引起易疲劳性也会引起这种障碍。 • 通过睡眠恢复身心疲劳，是为了进行日常生活保持必要的体力，为了享受生活保持必要的气力，为了维持对抗疾病的抵抗力。
2. 失眠引起的身体精神症状 • 醒后状态 • 倦怠感、疲劳感、无力感 • 频繁打哈欠 • 头痛、眩晕、身体摇晃、肩膀僵硬 • 食欲不振 • 注意力降低 • 判断力、注意力降低 • 积极性、活动性降低 • 神经过敏 • 精神不稳定（精神运动障碍） • 判断力障碍 • 幻觉、幻听、妄想等的恶化	• 很早就有困意，接近中午还醒不过来，这种睡眠、觉醒障碍限制了人们白天的活动，会在人际关系、社会生活方面发生问题。 • 困意不是以精神力量能克服的。要重视平时睡眠时间和第二天醒来状态之间关系，充分认识睡眠、习惯与白天困意的变化关系。 • 白天的不充分感以及不适的原因各种各样。有些人错误地认为这些原因在于失眠，如果这种错误认识根深蒂固，进行精神压力疏导的认知疗法要比进行睡眠的指导效果好。
3. 白天的活动状况 • 是否有午睡及时间段等 • 白天在床上度过的时间 • 白天是否积极参与活动	• 下午 3 点以后不要午睡。 • 除睡眠、休息之外，白天尽量离开床。饮食、排泄、活动等的行为，尽量在不同的场所进行，使日常活动张弛有度。
4. 是否服用安眠药	不适当地使用安眠药，会产生源于药物的失眠。

评估时可使用风险评估工具，通过评分方式检查老年人是否存在精神障碍，对心理状态和情绪进行监测及量化等。常用的评估量表有匹兹堡睡眠质量指数量表（PSQI）、Epworth 嗜睡量表、阿森斯失眠量表（AIS 量表）。

（一）匹兹堡睡眠质量指数量表

用于评定被试者最近一个月的睡眠质量，由 19 个自评和 5 个他评条目构成，其中第 19 个自评条目和 5 个他评条目不参与计分，18 个条目组成 7 个成分，每个成分按 0～3 等级计分，累积各成分得分为 PSQI 总分，总分范围为 0～21 分，得分越高，表示睡眠质量越差。

各成分含意及计分方法如下：

1. 睡眠质量：根据条目 6 的应答计分"很好"计 0 分，"较好"计 1 分，"较差"计 2 分，"很差"计 3 分。

2. 入睡时间

1）条目 2 的计分为"≤15 分"计 0 分，"16～30 分"计 1 分，"31～60"计 2 分，"≥60"

计 3 分。

2）条目 a 的计分为"无"计 0 分，"<1 次/周"计 1 分，"1~2 次/周"计 2 分，"≥3 次/周"计 3 分。

3）累加条目 2 和 a 的计分，若累加分为"0"计 0 分，"1~2"计 1 分，"3~4"计 2 分，"5~6"计 3 分。

3. 睡眠时间

根据条目 4 的应答计分，"大于 7 小时"计 0 分，"6~7 小时"计 1 分，"5~6 小时"计 2 分，"少于 5 小时"计 3 分。

4. 睡眠效率

1）床上时间＝条目 3（起床时间）－条目 1（上床时间）

2）睡眠效率＝条目 4（睡眠时间）/床上时间×100％。睡眠效率大于 85％计 0 分，75~84％计 1 分，65~74％计 2 分，少于 65％计 3 分。

5. 睡眠障碍：根据条目 b-j 的计分为"无"计 0 分，"<1 周/次"计 1 分，"1~2 周/次"计 2 分，"≥3 周/次"计 3 分。累加条目 b-j 总分，若累加分为"0"则计 0 分，"1~9"计 1 分，"10~18"计 2 分，"19~27"计 3 分。

6. 催眠药物：根据条目 7 的应答计分，"无"计 0 分，"<1 周/次"计 1 分，"1~2 周/次"计 2 分，"≥3 周/次"计 3 分。

7. 日间功能障碍

1）根据条目 8 的应答计分，"无"计 0 分，"<1 周/次"计 1 分，"1~2 周/次"计 2 分，"≥3 周/次"计 3 分。

2）根据条目 9 的应答计分，"没有"计 0 分，"偶尔有"计 1 分，"有时有"计 2 分，"经常有"计 3 分。

3）累加条目 8 和 9 的得分，若累加分为"0"则计 0 分，"1~2"计 1 分，"3~4"计 2 分，"5~6"计 3 分。

PSQI 总分＝睡眠质量＋入睡时间＋睡眠时间＋睡眠效率＋睡眠障碍＋催眠药物＋日间功能障碍。

表 6-1　匹兹堡睡眠质量指数量表

姓名_____性别：_____年龄：_____ 文化程度：_____评定日期：_____　　第___次评定

填表提示：以下的问题仅与您过去一个月的睡眠习惯有关。请选择或填写最符合您一个月实际情况的答案，要回答所有的问题。

1. 过去一个月你通常上床睡觉的时间是？_____点
2. 过去一个月你每晚通常要多长时间(分钟)才能入睡？_____分钟
3. 过去一个月每天早上通常什么时候起床？_____点
4. 过去一个月你每晚实际睡眠的时间有多少？_____小时

5. 近一个月，您有没有因下列情况烦恼而影响睡眠(选一个最符合实际情况的答案)

计分	0	1	2	3
a 不能在 30 分钟内入睡	无	每周平均不足一个晚上	每周平均一或两个晚上	每周平均三个或更多晚上
b 在晚上睡眠中醒来或早醒	无	每周平均不足一个晚上	每周平均一或两个晚上	每周平均三个或更多晚上
c 晚上有无起床上洗手间	无	每周平均不足一个晚上	每周平均一或两个晚上	每周平均三个或更多晚上
d 不舒服的呼吸	无	每周平均不足一个晚上	每周平均一或两个晚上	每周平均三个或更多晚上
e 大声咳嗽或打鼾声	无	每周平均不足一个晚上	每周平均一或两个晚上	每周平均三个或更多晚上
f 感到寒冷	无	每周平均不足一个晚上	每周平均一或两个晚上	每周平均三个或更多晚上
g 感到太热	无	每周平均不足一个晚上	每周平均一或两个晚上	每周平均三个或更多晚上
h 做不好的梦	无	每周平均不足一个晚上	每周平均一或两个晚上	每周平均三个或更多晚上
i 出现疼痛	无	每周平均不足一个晚上	每周平均一或两个晚上	每周平均三个或更多晚上
j 其他影响睡眠的事情	无	每周平均不足一个晚上	每周平均一或两个晚上	每周平均三个或更多晚上
6. 你对过去一个月总睡眠质量评分	非常好	尚好	不好	非常差
7. 过去一个月，你是否经常要服药	无	每周平均不足一个晚上	每周平均一或两个晚上	每周平均三个或更多晚上
8. 过去一个月你在开车、吃饭或参加社会活动时难以保持清醒状态？	无	每周平均不足一个晚上	每周平均一或两个晚上	每周平均三个或更多晚上
9. 过去一个月，你在积极完成时事情上是否有困难？	无	有点困难	比较困难	非常困难

（二）Epworth 嗜睡量表

又称为日间多睡量表，用于评估人们在日间是否有过度瞌睡状态，从而辅助诊断神经系统疾病、呼吸系统疾病、精神心理疾病、睡眠障碍等。总分 24 分，正常值为 0～6 分，6～10 分提示瞌睡，11～15 分提示过度瞌睡，而大于 16 分则提示有危险性的瞌睡。

表6-2　嗜睡量表

姓名_____　性别：_____　年龄：_____　文化程度：_____　评定日期：_____　第____次评定				
在下列情况下你打瞌睡(不仅仅是感到疲倦)的可能如何？ 这是指你最近几月的通常生活情况，假如你最近没有做过其中的某些事情，请试着填上它们可能会给你带来多大的影响。运用下列标度给每种情况选出最适当的数字，从每一行中选一个最符合你情况的数字。0＝从不打瞌睡；1＝很少打瞌睡；2＝有时打瞌睡；3＝经常打瞌睡。				
以下情况有无打盹、嗜睡的可能性	得分			
坐着阅读书刊	0	1	2	3
看电视	0	1	2	3
在公共场所坐着不动(如在剧场或开会)	0	1	2	3
作为乘客在汽车中坐 1 小时，中间不休息	0	1	2	3
在环境许可时，下午躺下休息	0	1	2	3
坐下与人谈话	0	1	2	3
午餐不喝酒，餐后安静地坐着	0	1	2	3
遇堵车时停车数分钟	0	1	2	3

(三)阿森斯失眠量表(AIS)

主要评定睡眠主观感受,总分小于 4 表示无睡眠障碍,4~6 分存在可疑失眠,大于 6 分存在失眠。

表 6-3　阿森斯失眠量表

姓名_____ 性别：_____ 年龄：_____ 文化程度：_____ 评定日期：_____ 第____次评定				
本表主要用于记录您对遇到过的睡眠障碍的自我评估。对于以下问题,如果在过去 1 个月内每星期至少发生 3 次在您身上,就选择相应的选项。0=没问题,1=轻微,2=显著影响,3=严重不足。				
情况	得分			
	0	1	2	3
入睡时间(关灯后睡着的时间)	没问题	轻微延迟	显著延迟	延迟严重或没有睡觉
夜间苏醒	没问题	轻微影响	显著延迟	严重影响或没有睡觉
比期望的时间早醒	没问题	轻微提早	显著延迟	严重提早或没有睡觉
总睡眠时间	足够	轻微不足	显著不足	严重不足或没有睡觉
钟睡眠质量(无论睡多长)	满意	轻微不满	显著不满	延迟不满或没有睡觉
白天情绪	正常	轻微低落	显著低落	严重低落
白天身体功能(记忆力、认知力、注意力等)	足够	轻微影响	显著影响	严重影响
白天思睡	无思睡	轻微思睡	显著思睡	严重思睡

任务二　睡眠障碍老人的介护操作

一、老年人常见睡眠障碍

随着年龄增加,褪黑素分泌逐渐减少,老年人睡眠能力逐步减弱,容易诱发睡眠障碍。睡眠障碍作为危害老年人健康的常见症状之一,不仅会导致老年人生活质量、认知功能下降,还可能增加精神疾病的发病率,如抑郁、焦虑等。此外,睡眠障碍还可能加重患有慢性病的老年人对痛苦和疼痛的感知。作为潜在情绪或躯体疾病的早期症状之一,睡眠障碍患病率随年龄增长而增加,是增加总体死亡率的危险因素之一。根据大样本人群研究提示,2020年我国老年人睡眠障碍患病率为 46%,老年人常见的睡眠障碍包含失眠、睡眠呼吸暂停综合征、快速眼动睡眠行为障碍、不宁腿综合征等。

(一)失眠

世界卫生组织对于失眠症的判断标准为以下五点:

1. 连续一个月每周至少有 3 天出现上床 30 分钟无法入睡;

2. 每天睡眠时间不足 6.5 小时；

3. 在睡眠过程中夜间醒来次数超过 3 次，醒后难以入睡；

4. 多梦、噩梦的情节如同电视连续剧一样；

5. 次日起床后伴有嗜睡、疲劳、精神状态不佳、认知功能下降等。

老年患者首先应克服对于失眠的恐惧情绪，可应用放松疗法和认知行为疗法等非药物手段。症状无法缓解或无法依从非药物治疗时遵医嘱服用镇静安眠药，从最小有效剂量开始。部分药物会导致日间困倦、头晕、肌张力减退、认知功能减退等不良反应，增加跌倒风险，介护时要额外关注。

(二) 睡眠呼吸暂停综合征

一般是指阻塞性睡眠呼吸暂停低通气综合征（OSAHS），表现为夜间睡眠打鼾、呼吸暂停、白天嗜睡。睡眠时反复发生上气道阻塞，可能引起间歇性缺氧、高碳酸血症以及睡眠结构混乱，严重时可导致高血压、冠心病、糖尿病、脑血管疾病、认知功能障碍等多器官多系统损害。成年人患病率随着年龄增长而增加，男性患病率远高于女性。

肥胖（尤其是腹部、主躯干的向心性肥胖）是睡眠呼吸暂停综合征的重要诱发因素，同时OSAHS 会加重肥胖，形成恶性循环。酒精、抽烟、二手烟、环境污染、镇定类药物也是诱发因素。在 OSAHS 患者中，有部分患者的呼吸暂停主要发生在睡眠时的仰卧位，称之为体位相关性 OSAHS。

针对 OSAHS 老人的介护主要通过体重管理等行为治疗，体位相关性 OSAHS 老人主要采用侧卧位睡姿来减少上气道阻塞。在日常介护服务中，通过协助老人戒烟、避免受二手烟刺激、合理膳食、适度运动等降低发病率。一旦发现相关症状，及时协助老人就诊，规范诊疗。

(三) 快速眼动睡眠行为障碍

快速眼动睡眠行为障碍（RBD）是一种以 REM 睡眠过程中肌张力丧失和梦境演绎行为为特征的睡眠异常症。有研究表明 RBD 与帕金森病、路易体痴呆等突触核蛋白病高度相关，RBD 症状可能比突触核蛋白病的运动认知障碍、自主神经功能紊乱等主要症状早数年至数十年出现。RBD 表现为拳打脚踢、抓挠哭泣、大声喊叫、说话、四肢抽搐、唱歌、大笑等不同于一般的做梦行为，其症状一般在入睡 90 分钟后出现。RBD 发作都很突然，一般持续时间短于 2 分钟，且发生频率少于每周 1 次。发作时大部分老人躺在床上，少数会从床上坐起或坠床，极少数会下床行走。发作时老人通常闭着眼睛，无法注意到周围环境，而踢腿、咬人、坠床、猛击等夜间暴力行为经常会伤及自身或床伴，导致四肢扭伤、骨折脱臼，严重的出现颅脑外伤和硬膜下血肿。发作结束时老人可迅速清醒过来，恢复定向力，并且能够回忆起生动的梦境。

在为 RBD 老人布置睡眠环境时均需采取保护措施，比如降低床高、安装床栏和护栏、地板上放置地垫、移走卧室内易碎物品、家具。建议床伴在控制好 RBD 症状前与老人分床睡，从而尽可能降低受伤的可能性。

(四) 不宁腿综合征

不宁腿综合征（RLS）常因为睡眠障碍而就诊，主要表现为强烈、迫切想要移动肢体的冲动,常常伴随着肢体深处不舒服或难以描述的不适感。患者将这种不适感可描述为蚁爬感、麻木感、痉挛、牵拉感、疼痛、过电感、紧缩感、发痒、烧灼感、针刺样感觉等。夜间睡眠或安静时出现或加重,具有昼夜节律性,按摩或活动后缓解,安静时加重,可继发心血管疾病、失眠、情绪障碍等。缺铁、下肢动脉粥样硬化、肥胖、糖尿病等群体容易患该疾病。

针对 RLS 老人睡眠介护服务主要以非药物治疗为主,建议培养老人健康的睡眠习惯,例如尝试每天在同一时间入睡,睡前洗澡,避免或减少咖啡因、尼古丁、酒精等的摄入,适度的运动等。尤其重要的是,RLS 老人尽可能避免睡眠剥夺,其可加重潜在的 RLS 症状。

二、睡眠障碍老年人的介护实操流程

操作要点	操作步骤	注意事项
一、环境因素 1. 调整明亮度	• 了解老年人的需求,将亮度调整为符合老年人希望的程度。 • 在多床的病房,用布帘将床隔开,防止光亮外泄。 • 夜间巡视可以使用笔式手电筒小范围照亮。	• 厕所单间可以用门的开闭调节光线明暗。卧室合理配置地灯照明,尤其在转角处。
2. 调整温度	• 利用空调、开窗等方法调整 • 温度的理想值为夏天 26 ℃～28 ℃,冬天 18 ℃～20 ℃。	外界与病房的温度差如果在 7 ℃以上,人的自然体温调节能力就无法发挥作用,会引起失眠。
3. 调整湿度	• 使用加湿器、空调等进行调整 • 湿度保持在 50%～60%。	流行感冒病毒感染的预防方法中,湿度管理极为重要。在干燥的冬季,每天要确认湿度,进行加湿等湿度调整。
4. 调整环境声音	设置音响检测等智能监控手段,有效控制声音,同时直接推送信息到介护士终端,主动降低夜间噪音。	• 对声音的反应因人而异。医疗器械的金属音、开关门的声音、查房的脚步声、走廊的说话声、手推车的声音、鼾声等,都会阻碍睡眠。 • 室友的鼾声,对养老机构老年人来说是一个很严重的问题。在计划调整房间的同时,有必要观察其鼾声是否由睡眠呼吸暂停综合征引起,从根本上解决问题。
5. 去除异味	卫生间异味,污染的服装类、寝具或香味强烈的花草都是不良的刺激。	与芳香剂、消臭剂等人工的香味相比,芳香精油等更具身心放松效果,适于守护环境。
6. 选择寝具 与床平行	• 选择适合的枕头,使老年人脊柱与床平行。 • 选择适合的床垫,辅助使用睡眠监测床垫,有效进行床位监控。 • 选择舒适的被子。	• 侧躺的时候,脊椎骨与床保持平行。位于下侧的手臂自然向前伸出,脖子至腰的中心轴不扭曲。 • 仰睡时,喉头及颈部无压迫感,从后头部至肩部放松。高度大约为颈部角度前倾 15°。 • 为使腰疼老年人的腰痛不会继续恶化,使用略硬的床垫、床板。 • 冬季,吸湿性能优越、不妨碍翻身、轻柔的羽绒被,对心脏没有负担,最适合使用。夏季,纱布、针织品等使皮肤感到清爽的毛巾被最适合。

(续表)

操作要点	操作步骤	注意事项
7. 调整床栏	• 精神状态不稳定或好动的老年人,身体的一部分可能夹在床档缝隙间,会招致生命危险或手足发生跌打伤、骨折等。要用柔软的被子盖住床档,用毛毯盖住床档、塞满缝隙。	• 针对可能卸下床档、翻越栏杆、跌落的老年人,如何使用、使用什么类型的床档,需要进行充分的探讨。
8. 调整床高	床的高度因人而异,通常按稍高于使用者的膝盖为主,通常为 45 至 60 厘米。	老年人起床时,保证可以安全上下床。
9. 智能辅具	• 对如厕需要帮助的老年人,夜间单独离开床铺容易导致摔倒,可以在床脚下设置传感器脚垫、床栏处设置体动感知蜂鸣器等。	在熄灯前要做好准备,一旦出现异常可马上赶到病房。
10. 合理使用限制行动辅具	• 对于控制四肢的老年人,要注意充分观察,不要妨碍其睡眠。还要考虑到控制部位的皮肤症状、精神状态、保持同一体位引起的身体的痛楚等,进行适当的帮助。	• 注意根据每个设施的行动限制基准,如果使用限制行动用具,在使用前要事先得到本人或家属的同意。
11. 摆放体位 	合理使用抱枕,协助老年人调整到合适体位。尤其注意偏瘫老人要通过良肢位、床垫等进行压疮管理。	• 肌肉的过度紧张以及紧张的持续,会引起肩部僵硬、背痛,而保持同一体位、收缩胸廓的前屈姿势会招致腰痛,会妨碍睡眠。
二、心理因素 1. 调整睡前氛围	• 入睡前可以读书、看电视、听舒缓音乐、冥想等。	• 心理因素造成的失眠可以通过改变紧张氛围,减轻焦虑,改善睡眠。
2. 放松身心	• 就寝前进行局部手浴、足浴,有提高皮肤温度、疗养的效果。足浴后心率减缓有助睡眠。 • 进行按摩。	• 四肢末梢血液循环良好能发散体热,体温适度下降,促进入睡。 • 以手指或手掌摩擦皮肤,以敲、揉、按等的手法缓解肌肉紧张。
三、调整日常生活节奏 1. 提高白天活动性	• 有规律地调整生活时间,尽量提高白天的活动性,多参与娱乐、康复活动。 • 起床时间固定,将饮食、休息、活动、就寝等生活时间调整得有规律。白天活动身体,使体温上升,夜间体温就会下降,进入易入睡的状态。	日常生活活动能力(ADL)低下的老年人,由于一天活动休息的节奏张弛无度、昼夜节奏紊乱,白天活动量减少对夜间睡眠有负面影响,容易转变为多相性睡眠。 注意:ADL降低造成外出困难,降低每日光照时间,容易引发人体生物钟紊乱,导致失眠。

(续表)

操作要点	操作步骤	注意事项
2. 应对夜间尿频	• 就寝前过量摄取水分,是造成夜间尿频的主要原因。晚饭后应控制水分摄取。但容易发生脱水,所以不要过度限制。 • 营造夜间能安全排尿的环境。 • 就寝前进行上厕所诱导。	• 可以使用便携式马桶等辅具,使老年人能安心入睡。
3. 缓和空腹感	• 睡前喝温牛奶。牛奶中的钙具有镇静作用,刺激胃黏膜,使副交感神经适度紧张,适于入睡前饮用。	• 避免睡前摄取浓茶、咖啡、酒等影响睡眠的食物。
4. 遵医嘱服药	• 睡眠障碍持续恶化,应按照医生的指示,合理使用安眠药。	• 使用安眠药会导致白天嗜睡、步行时身体摇摆、身体活动性低下,由反射功能低下发生的误吞等引起并发呼吸器官并发症,所以要特别注意观察全身状态的变化。

老年睡眠介护项目实践

(一)睡眠介护案例

王奶奶,76岁,现入住养老机构801房间6床,身高161 cm,体重61公斤,已婚,和配偶同时入住。王奶奶中专毕业后进厂工作,从普通工人成长为事业单位干部,家庭经济情况中等。喜欢与人交流沟通,空闲时间爱看电视。饮食喜欢吃稀饭、面条、红烧鱼、蔬菜。有一儿子,已婚并育有一个男孩。

既往病史:既往2型糖尿病史10年,口服降糖药控制血糖;高血压病史15年,口服降压药物治疗,血压、血糖控制良好。半年前突发脑梗死。

目前状况:右侧肢体活动不灵,左侧肢体活动尚可,无法独立行走,日常以轮椅代步。日常沟通交流基本正常,生活需要协助,无法独立进行进食、穿衣、上下床、如厕等。王奶奶看隔壁的刘奶奶可以使用手杖进行短距离行走,自己却只能坐轮椅,感觉自己很没用,闷闷不乐的。每天总想着要快点好起来,睡眠较差,入睡困难,夜间经常醒来。

(二)实训步骤

第一步:教师下达实训项目,并讲解说明。

第二步:每组3~4人进行分组,到所在城市深度合作养老机构或社区照护机构观摩睡眠介护流程。在企业导师指导下完成实操,拍摄实操完整过程。

第三步:拍摄的视频上传课程网站。

第四步:针对最终操作视频完成学生自评、教师评价、企业导师评价。

(三)思考并实践

请根据案例,识别王奶奶的睡眠问题,晚上为奶奶布置睡眠环境。

任务评价表

组名：		组员姓名：				日期：		

评价内容		学生自评			教师评价			企业导师评价		
学习目标	评价内容	优	良	中	优	良	中	优	良	中
知识目标	口述睡眠周期的各阶段特征									
	口述老年人常见睡眠障碍和介护注意事项									
	口述常用睡眠评估量表和评分标准									
能力目标	能够使用匹兹堡睡眠质量指数量表评估老年人睡眠情况									
	能够使用嗜睡量表评估老年人嗜睡情况									
	能够独立完成老年人睡眠环境布置									
素质目标：	具有爱心、耐心、细心的工作态度									
	具有团队协作的工作意识									
	具有尊老、爱老、助老、护老的服务意识									
技能实训	为睡眠障碍的老人布置睡眠环境									
小组合作	小组全员参与									
	小组成员相互配合									
	小组工作氛围融洽									
整体评价	□ 优秀　　□ 良好　　□ 合格									
教师建议										

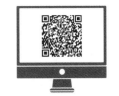

◈ 项目七
认 知 症 介 护

随着人类平均寿命的增长和人口的老龄化,处于老年痴呆危险的人群数量增加。为避免"老年痴呆"的病名对老年人及家属造成心理压力和社会歧视,称其为"认知症""失智症"。老年认知症是指老年人认知领域中的记忆、注意、语言、执行、推理、计算和定等功能的项或多项受损,并伴精神行为症状,导致日常生活能力下降,不同程度影响老年人的社会功能和生活质量,严重时由于各种并发症可导致老年人死亡的一组疾病。在我国人口老龄化问题日益凸显,认知症老年人随着老龄化到来而日益增多。认知症普遍处在"高患病率、低知晓率、低诊断率、低治疗率"状态,值得全社会关注。

知识目标

(1) 了解认知症的核心症状和精神行为症状;
(2) 了解以人为本的认知症介护理念;
(3) 了解认知评估量表的评分标准;
(4) 了解常见的认知症疗法。

能力目标

(1) 能够讲述常见精神行为症状的介护方法;
(2) 能够正确使用 MMSE 量表评估认知能力;
(3) 能够正确使用 MoCa 量表评估认知能力;
(4) 能够选择合适的认知症疗法,并指导老年人完成记忆力、注意力训练。

素质目标

(1) 具有爱心、耐心、细心的工作态度;
(2) 具有团队协作的工作意识;
(3) 具有尊老、爱老、助老、护老的服务意识。

任务一　认知症介护基础

一、认知症与正常衰老的区别

认知症(Dementia)是一种以获得性认知功能损害为主要表现,并导致患者日常生活能力、学习工作能力和社会交往能力明显减退的综合征,是一种长期退化疾病,医学标准命名是"痴呆综合征",俗称"老年痴呆症"。由于"痴呆"容易引起歧视,2000年起全球使用汉字的国家和地区开始陆续更名,中国于2012年起开始逐步改称为"失智""认知症"。认知症是一个疾病家族,包括了最常见的阿尔茨海默病和血管性痴呆,少见的路易体痴呆与帕金森病痴呆、额颞叶痴呆,以及脑积水、脑外伤、脑肿瘤、感染、神经梅毒、甲状腺功能低下、维生素B12缺乏、酗酒、抑郁等疾病导致的痴呆。根据脑内细胞的变性或者受到的损伤情况不同,认知症老人会出现记忆障碍、失去简单计算能力、时间空间定位能力受损,其中最常见的是记忆障碍。

只要进入到老年,每个人都难免会出现健忘的症状,这与源于脑部疾病的认知症所造成的记忆障碍是截然不同的。下面这个例子时常被拿来做比较:上了年纪谁都会有想不起来早饭都吃了些什么的时候,可是认知症老年人会连已经吃过早饭这件事本身也忘了。认知症介护工作人员必须理解,衰老引起的"健忘"与认知症的"记忆障碍"的区别,并非仅仅是程度上的差异,而是产生原因和意义的迥异,两者之间的区别如下表(7-1)所示。

表 7-1　认知症与正常衰老区别

	认知症	正常衰老
概述	神经细胞损失引起的不可逆的、退行性脑疾病	生理状态随时间退化的正常现象
原因	头部严重创伤;高血压、高血胆固醇;肥胖等	无特殊原因
起始时间	多发于65岁以上老年人	大脑的健康老化从30岁开始
发展速度	较快	缓慢
病理改变	• 大脑皮质严重萎缩 • 脑室扩大 • 海马区严重萎缩 • 淀粉样蛋白斑块 • 神经纤维缠结 • 神经细胞及突触大量减少	• 皮质轻微萎缩 • 脑室正常 • 海马区正常 • 神经细胞及突触逐渐减少
常见特征	**以记忆丧失为主,伴有情绪异常**	**记忆力减退、学习能力下降属于正常衰老**
记忆	忘记新发生的事或重要日期,多次询问一件事情	偶尔忘记名字或约定,一段时间后想起
解决问题	无法执行常见计划,如缴费;无法集中注意力	记账等偶尔出现错误
家务劳动	难以完成日常的家务	使用电子产品时偶尔需要帮助

(续表)

	认知症	正常衰老
时间地点	忘记日期或季节,忘记身在何处及原因	忘记日期,之后能够想起
图像空间	阅读、判断距离、识别颜色和对比度都有困难,无法认出镜中自己	白内障、老花眼带来的视力下降
交谈写作	忘记常用词,交谈时忘记正在谈论的话题	偶尔忘记词语
物品摆放	摆放异常,无法回忆物品的位置,可能会指责他人偷窃	偶尔错放物品,如眼镜,遥控器等
社交活动	不愿参与社交,忘记如何参加喜好的活动	偶尔对工作和家庭中必要的活动感到疲劳
情绪性格	常感到困惑,多疑,抑郁,担忧和焦虑	做事喜欢固定的流程,不喜欢被打乱
诊断方法	**以排除法为主,发现迹象应及时就医**	**定期体检**
精神量表检查	MMSE 总分 30 分,<23 分有患病可能,需要进一步检查	>23 分为正常
实验室检查	1. 脑脊液 Aβ42 下降,tau 上升 2. 血清 24S-羟基胆固醇及 GFAP 抗体检查异常	各项指标正常
影像学检查	脑 CT、MRI、PET 可见脑部尤其颞叶和海马萎缩,血流及代谢降低	成像无明显异常
治疗	**可延缓病情发展,无法治愈**	**以健康饮食,规律生活为主**
家庭防护	和患者同住,为患者佩戴醒目的身份牌,固定摆放常用物品	经常探望,定期体检
药物使用	胆碱酯酶抑制剂、谷氨酸拮抗剂等	无药物可有效延缓或逆转衰老

在目前医学尚无较好方法治愈或逆转认知症的情况下,老人往往需要经历一个较为漫长的退行性变化过程。在此过程中,老人认知功能、生活能力和身体机能等均会随着病程的发展而不断衰退,病程平均 5～8 年,有的更长甚至十几年。虽然导致认知症的病因各不相同,但绝大部分认知症患者发病与老龄有关、病程不可逆、无特效疗法,对日常介护服务依赖程度高。

二、认知症的核心症状

认知症的核心症状是指由脑细胞的损伤直接引起的症状,主要包含记忆障碍、定向力障碍、失语、失认、失用、计算力障碍、理解判断力障碍。

(一)记忆障碍

记忆分为三个环节,第一是识记,即识别和记住事物,积累知识和经验的过程;第二是保持,即巩固已获得的知识和经验的过程;第三是回忆和再认。认知症老人在以上三个方面的能力都减弱,首先出现近事记忆减退,常将日常所做的事和常用的一些物品遗忘,但是保留远期记忆。例如不记得两天前和朋友一起去看电影,但是记得年轻时工作过的地方。其次随着病情的发展,可出现远期记忆减退,即对发生已久的事情和人物的遗忘,甚至忘记亲人朋友;会发生记忆错误,比如对生活中没有发生过的事情坚信不疑,认为一定发生过此事。

(二) 定向力障碍

定向力障碍是指对环境或自身状况、认识能力的丧失或认识错误,定向力指一个人对时间、地点、人物、自身状态等的认识能力,常见情况如下:

(1) 时间定向:对当时时间的认识,如年、月、日,白天或晚上,上午或下午等。

(2) 地点定向:对所处地点的认识,如城市名称、身处医院或家里等。

(3) 人物定向:对周围环境中人物的认识,如周围人的姓名、身份、与老人的关系等。

(4) 自我定向:包括对自己姓名、性别、年龄及职业等状况的认识。

如果一个人去外地出差,刚刚从睡梦中醒过来,立即询问时间、地点、人物等问题,即便出现问题,也不能认为存在定向力障碍,出差影响了对周围环境的清晰度导致定向力出现暂时混乱。但是认知症老人在意识清晰的情况下,依然表现出定向力障碍,无法正确判断人物、地点、时间。例如不认识自己的子女、在家门口迷路、走失等。

(三) 失语、失认、失用

失语:语言交流能力障碍。在意识清晰、无精神障碍及严重智能障碍的前提下,却听不懂别人及自己的讲话,说不出要表达的意思,不理解亦写不出以前会读、会写的字句等。

失认:是指患者并无视觉、听觉、触觉、智能及意识障碍的情况下,不能通过某一种感觉辨认以往熟悉的物体,但能通过其他感觉通道进行认识,其特征是"可以看见也可以听见,但就是不能正确理解其意义"。例如分不清马桶和垃圾桶,导致往垃圾桶里排泄;可以听到声音(闹钟声、动物叫声等),但是不能理解是什么发出的声音;触摸某物品,可以通过感觉知晓其存在,但是不能辨认出这是什么东西等。

失用:是指患者并无任何运动麻痹、肌张力障碍和感觉障碍,也无意识及智能障碍的情况下,不能在全身动作的配合下,正确地使用一部分肢体功能去完成那些本来已经形成习惯的动作,例如不会自主穿衣吃饭。

(四) 计算力障碍

计算力障碍指计算力减退,无法解决简单计算问题。例如患者无法回答"黄瓜8角1斤,3元2角能买几斤?"这样的问题,或者要经过长时间计算和反复纠正才能回答。日常生活中,患者买菜购物不知道该付多少钱,该找回多少。随着病情的进展,患者甚至不能进行如2+3、1+2等非常简单的计算,不能正确列算式,甚至不认识数字和算术符号。

(五) 理解判断力障碍

理解判断力障碍主要表现在思考速度变慢,不能同时处理两件或以上的事物,不能从容应对周围出现的变化。例如寒冷的冬天穿薄外套出门,炎热的夏天却穿上厚毛衣。

三、认知症的精神行为症状(BPSD)

根据脑内细胞的变性或者受到的损伤情况不同,认知症老人会出现记忆力下降、失去简单计算能力、时间空间定位能力受损,随着病情恶化会出现心理障碍和身体障碍。但是这些症状根据老年人的生活方式、生活环境等因素有着复杂的联系,所以症状的表现方式也有所不同。1996 年国际老年精神协会提出专业术语 BPSD(认知症精神行为症状),特指认知症老人由于大脑病变、生活环境、照护方式影响可能导致的各类精神和行为特征。具体行为表现、心理及精神现象如表 7 - 2 所示。

表 7 - 2　BPSD 行为表现和心理精神现象

行为表现	心理及精神现象
活动障碍	情绪障碍
躁动	焦虑
过度活跃	抑郁情绪
游走	忧郁症
不恰当、异常的走动	情绪不稳定、冷漠
丧失意志力 攻击行为 咒骂或语言攻击 身体冲突	妄想及错认(被盗妄想症、被害妄想症、多疑、误以为照护者是骗子、感到被遗弃) 幻觉(视觉、听觉、味觉、嗅觉、触觉)

四、认知症介护理念

(一) 以人为中心

在为认知症老人提供介护服务时,应该优先考虑工作效率还是老人需求?在很长第一段时间内效率优先占主导地位,日本、英国、澳洲等国家过去的认知症照护模式也是以效率为主导,把焦点放到诊断病因和治疗上面。"随着身体衰老认知症会进一步恶化,逐渐丧失自理能力,提供介护服务时,只需满足安全和基本生理需求。"认知症领域的研究重点一直放在病因,而涉及认知症老人的介护服务研究十分匮乏。在效率优先的理念下,认知症疾病是关注重点,而患认知症的人,他们的残存功能被普遍忽视。照护模式以支配、控制为主。与其说是在照护他们,不如说是在控制他们。比如什么时候吃饭,吃什么、吃多少、什么时间洗澡、什么时间去厕所,被照护的老人就像物件一样被对待、被支配。

20 世纪 90 年代初期,英国心理学者 Tom Kitwood 教授(1937—1998)指出应该修正以效率为先的照护模式,改为以老人个性与生命历程为关注点的以人为中心照护模式,这种理念提出后对世界各国的照护方式带来了影响。

"以人为中心(Person-Centered Care)"介护服务是指将认识症老人视为一个普通人,尊重他,站在他的角度和立场去理解他的行为并提供适当的照护。介护士不仅要了解认知症疾病知识,还要掌握认知症老人的健康状态、性格特征、人生经历、人际关系,然后制订个性化方案,给予合适的介护服务,理解对方的感受与想法、协助认知症老人过自己想过的生活。

与效率优先不同,以人为中心介护服务的重点在于"人"。如果把脑的障碍当成是认知症的主要问题所在,那么介护服务人员的思考就会被限制在脑部疾病治疗。以人为中心的服务,应该是全面而具个性化的。它能够反映出以人为中心的核心文化——理解、尊重和包容认知症老人的独特性和个人视角;它也能够提供一系列的方法,让介护实践更能尊重认知症老人的选择和意愿,能创造出医学领域想象不到的结果,以人为中心的介护服务可以让认知症老人已经封闭的心复苏回来。

认知症介护服务模式的转变如表7-3所示。

表7-3 介护服务模式转变

	效率优先(否定)		以人为中心(肯定)
意识	1. 不可能 2. 人格轻视 3. 问题的原因在本人		1. 可能/希望 2. 人格重视,尊重个人 3. 问题的原因包括环境
理念	1. 没有,不需要,回避 2. 经营者的伦理 3. 操作性 4. 一时的照护		1. 有/必要/挑战 2. 以患者本人为中心/参加 3. 自由,自然 4. 继续以往的生活
效率性	1. 最少的人量大的工作量 2. 照护者的熟练度 3. 迅速		1. 合理的配置,优质的工作 2. 患者本人的熟练度 3. 慢慢地陪伴
团队	1. 轻视 2. 个人 3. 上下级关系 4. 组织内部的团队		1. 非常重视 2. 互助合作 3. 对等 4. 社区里的团队
组织经营	1. 分散 2. 缺乏一贯性 3. 经营者管理者不懂一线 4. 一线不了解经营管理 5. 组织内信息传递困难 6. 一线没有决定权		1. 紧密 2. 以理念为核心,一贯性很强 3. 经营者管理者了解一线 4. 一线工作人员了解经营管理 5. 每天信息共享 6. 一线有决定权

(二) 以人为中心理念下的 BPSD 照护

在以人为中心的介护服务理念里,认知症老人的行为不只是受"脑部障碍"单一因素影响,而是同样包含了内部因素、外部因素和心理需求。内部因素包含大脑病变、健康状态、生活经历、性格、社会心理学,外部因素包含物理环境、人为环境、感觉刺激、制度约束,BPSD行为只有在老人的内外部环境不适时才会出现。介护服务过程需要我们从容面对老人的异常行为,通过了解行为背后的形成因素,以理解和接纳的心态,配合恰当的方式与技巧去回应,为认知症老人开启希望模式。(图7-1)

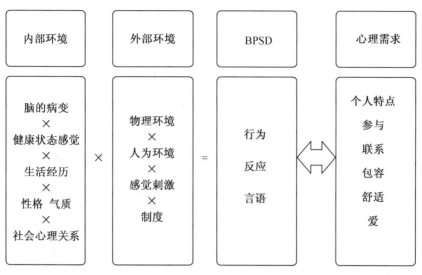

图 7 - 1　"以人为中心"的 BPSD 照护

1. 不洁行为

行为表现:拒绝洗澡。

行为分析:认知症老人拒绝洗澡有很多种原因,例如觉得脱衣服洗澡很麻烦、当时不想洗澡、对于保持身体干净不关心不在乎、脱光衣服让他感到不安和害怕等。

以人为本介护方案:

(1) 在老人心情好的时候,邀请老人洗澡。

(2) 弱化洗澡,用玩水、泡桑拿来吸引他们洗澡。

(3) 约定洗澡之后会给他奖励。

(4) 保持更衣室足够温暖。

案例:

　　80 岁的李奶奶患认知症数十年,已经有一年多时间不洗澡,现在入住养老机构认知症专区。奶奶戒备心很强,对洗澡非常抗拒,也不太愿意与介护人员和其他老人接触。

　　介护误区:强行脱掉衣服

　　如果认知症老人认为他自己已经洗过澡,或者他不想洗澡却勉强他洗澡,想要强行脱掉他衣服会引起老人激烈反抗。

　　怎么办?

　　想要让奶奶接受讨厌的事物就要先营造让她乐于接受的氛围。洗澡前,告诉奶奶"我们去玩水"而不是"我们去洗澡",营造快乐洗澡的氛围,减少洗澡带来的心理压力。先从洗手开始、然后洗脸,慢慢再到洗全身,在入住机构一周后成功协助奶奶洗澡。虽然王奶奶无法用语言表达,但介护人员感受到她洗过澡后非常舒服。这之后的第二次、第三次洗澡就变得很容易了,奶奶慢慢开始享受洗澡,现在已经养成每周两次的沐浴习惯。

---

2. 暴力行为

行为表现:明明想不到什么事情让认知症老人生气,他却突然开始使用暴力。

行为分析:有些认知症老人在丧失语言表达能力之后,无法用语言表示自己的愤怒,会以暴力的形式来展现自己的愤怒和不满。还有一些认知症老人是由于精神症状的兴奋状态转化成了使用暴力。

以人为本介护方案：

（1）理解并保持冷静。不要受他的影响变得激动或者用武力镇压。

（2）冷静地制止或请他人帮忙制止。

（3）做好个人安全防范。介护士与认知症老人需保持适当距离，感到自己有危险时立即离开。

（4）思考导致认知症老人使用暴力的原因和情况。也可能是他精神症状的兴奋，应该咨询医生。

案例：

中午吃饭的时候，介护人员分配好午餐，一向性情温和的王爷爷突然摔碗、拍桌子，表现异常的愤怒，暴怒的王爷爷拒绝吃饭。介护人员耐心询问，爷爷依然抗拒并摔碗筷，让人难以接近。

介护误区：不假思索用武力镇压

如果你训斥用武力镇压他，他反而会更加愤怒和激动。

怎么办？

介护人员帮助王爷爷把摔落的碗筷收拾好，并从环境、饮食多个角度考虑突然反常的爷爷与平时有何不同。了解到爷爷当天被安排和张爷爷同桌吃饭，王爷爷平时很讨厌张爷爷所以表现异常，用暴力表现自己的不满。介护人员调整座位后王爷爷情绪逐渐平稳，开始正常进餐。

---

3. 藏物行为

行为表现：购买或者收集不需要的物品。

行为分析：认知症老人有时会买很多相同物品，或者多到吃不完的食物。这是因为患认知症短期记忆受损，会忘记前一天已经购买、冰箱里还有很多食物。部分认知症老人会收集空纸箱、包装纸、吃剩的点心、从垃圾场捡衣服、杂志等物品，那些旁人看来没有价值的东西，认知症人老却认为是还能用、丢了很可惜的东西。

以人为本介护方案：

（1）针对购买不需要物品的认知症老人，我们可以在他购物时尽量陪在她身边，由家人代替认知症老人管理财产，在冰箱上贴上清单提醒老人，给认知症老人携带少量现金。

（2）针对收集无用物品的认知症老人，只要不是不卫生或者危险的物品，就让不阻止。处理不需要物品时，不要被认知症老人发现。

案例：

刘奶奶是一位石头爱好者，她最喜欢的就是收集石头。每次外出散步，总要偷偷藏几块小石头放在口袋里带回房间，桌子、抽屉、床底都是刘奶奶收藏的石头宝贝。

介护误区：责骂、当面扔掉。

"你买这么多做什么？""不要老把外面的垃圾捡回来。"把老人收集的物品丢掉。

> **正确做法：**
> 刘奶奶非常听女儿的话，介护人员可以考虑让女儿来劝说她。也不会当面把石头丢掉，一般会转移奶奶的注意力，比如帮她量血压、带她参加手工课，让她忘记收集的石头，然后再偷偷丢掉。

4. 妄想行为

行为表现：在没有事实的根据的情况下，认为自己的想法是真实的。总是说东西丢了，怀疑别人偷他的钱，认为有人在食物中下毒等。

行为分析：认知症老人会出现记忆障碍，容易短期记忆消退，时常找不到自己的物品从而怀疑被人偷窃。另外部分老人会产生幻觉，看到或者听到不存在的影像。

以人为本介护方案：

（1）改变环境。清除认知症老人周围环境的危险物品，减少环境中可以藏东西的地方，锁上不用的柜子。卧室避免装设镜子，以免认错有人在房间，而惊慌害怕。

（2）现实导向训练。认知症老人找不到东西时，可适时协助寻找。要一起找，最好由老人本人找到，防止变成偷窃者。当老人看到或听到一些不存在的事物时，避免与之争辩所描述事物的真实性。可能范围内顺着他的意思，并适时转移注意力。

> **案例：**
> 李奶奶总觉得自己的钱包被人偷了，家里进贼了，多次打电话报警。入住养老机构以后，也出现了类似情况。有一天，李奶奶找不到自己的项链，她认为是被同屋的张奶奶偷走了，就和张奶奶吵了起来。这是认知症的妄想症状所导致的。
> **介护误区：** 直接否定老人观点
> 即使知道李奶奶搞错了，但因为妄想，所以她不认同我们的观点。直接否定很多时候会导致认知症老人变得更加激动。
> **正确做法：**
> 介护人员没有立刻否定李奶奶，而是先安抚了奶奶的情绪，仔细听她控诉，然后配合他说："会不会忘记放在什么地方呢？我们一起找一找吧。"最后在床底下找到了项链。原来项链是从桌子上掉落，又被李奶奶不小心踢到了床底。同时，介护人员对室友张奶奶进行情绪疏导，并调解她们的关系。

5. 睡眠障碍

行为表现：入睡困难，失眠。入睡后很早醒来或晚上醒来认为是白天。白天精神萎靡、昏昏欲睡，半夜打扫卫生做家务。

行为分析：由于时间定向障碍，不能区分白天和夜晚。

以人为本介护方案：

（1）医疗帮助。通知医生检查身体情况，必要时采取药物治疗。

（2）评估原因，改善环境帮助入睡。可以准备舒适的被褥枕头；睡前泡脚、泡澡；睡前喝温热的牛奶、薰衣草花茶助眠；睡前做放松按摩、冥想；睡前避免咖啡、浓茶；睡前避免激烈运动，不观看引起兴奋的电视节目。

（3）规律生活作息。减少白天在房间时间，尤其增加白天活动量，例如体操、瑜伽、舞蹈等;给予丰富感官刺激,例如做家务、园艺、照顾宠物等,保持白天精神活跃。

案例:

杨奶奶95岁,1年前因脑出血送医,后确诊认知症,伴有高血压、糖尿病、脑梗。老人作息混乱,不分白天黑夜。晚上不肯睡觉,一定要上街,怎么说都不听。

介护误区:劝说、指责、约束

"现在是晚上,不要瞎折腾。"强行通过约束让其待在房里,会导致认知症激烈反抗。

正确做法:

奶奶喜欢花,介护人员白天带奶奶参加园艺活动,给花草浇水、除草等,增加奶奶白天运动量。睡前为奶奶准备了薰衣草花茶,用薰衣草泡脚。入睡后拉上房间遮光窗帘,保持房间昏暗。选用感应夜灯,避免灯光影响奶奶睡眠。一周后,奶奶晚上醒来的次数明显减少,白天也恢复了精神。

6. 徘徊、游荡

行为表现:去以前常去的地方散步时迷路;在不熟悉的地方迷路;总想去特定的地方,例如以前工作地、多年前的老家等。

行为分析:由于认知症老人有定向障碍,会无法判断时间、地点,出门后容易不认识路而迷失方向。心里焦急想回家变得慌乱,进而不停走来走去。

以人为本介护方案:

(1) 转移注意力。邀请老人做他喜欢的事情,打消他出门的念头。找个时间陪同他出门散心、逛街。

(2) 陪同他到附近散步,熟悉周围环境。

案例:

张爷爷78岁,3年前被确诊为认知症,患有高血压、脑血栓等慢性疾病,记忆力衰退较为严重。最近多次在小区里迷路,还表示要回原单位上班。

介护误区:不让外出

如果强制老人不外出,老人会在家里转来转去,引发不满情绪而导致其他不良行为。

正确做法:

爷爷喜欢下棋,介护人员可以邀请爷爷一起下棋转移他的注意力,不再想着去上班。爷爷之前是单位领导,经常主持会议,让爷爷帮忙发布"开会"通知,让爷爷重新有归属感。平时介护人员陪同爷爷在小区里散步,熟悉小区环境。

7. 日落综合征

行为表现:换了新环境后老想着要回家;明明就在自己家里,却说"我要回家"。

行为分析:认知症老人在傍晚时分会变得坐立不安并开始准备回家,即使在自己常年住惯了的加重也是如此。是因为认知症老人的短期记忆消退,对现在所在的家没有记忆,让他认为这里不是自己的家。

以人为本介护方案:

1) 转换角色。"要不再住一晚吧?"邀请老人做客的方式,挽留老人住下来。

2) 转换场景。"那我送送你吧。"陪同老人一起出门,到外面转一圈后引导老人回家。

> **案例：**
>
> 唐爷爷81岁,5年前被确诊认知症,入住养老机构1年。最近到傍晚时分爷爷表示要回家。
>
> **介护误区:**挽留、训斥
>
> "这里就是你自己的家,要回哪里去?"训斥并强行劝阻不让他出门,会导致反抗,引发争吵。
>
> **正确做法:**
>
> 介护人员认同他的想法,安抚爷爷情绪,并询问是否可以一起去。得到同意后陪同爷爷一起出门,去附近小店购买日用品。然后引导老人回到机构,帮助老人把日用品摆放在房间。让家人带一些家中老旧物品、家人照片放在房间,邀请老人一起装扮房间。

8. 异食行为

行为表现:刚吃过饭又想要吃饭,把不能吃的东西往嘴里送,例如杂草、树叶、纸巾、生肉、干燥剂、防虫剂、肥皂、香烟、弹珠、化妆品、药物等。

行为分析:认知症进展到一定阶段,会出现想要把不能吃的东西往嘴里送的症状。是因为认知症老人的判断力、味觉等产生障碍,分不清是否是食物,无法判断吃下去会不会有危险。

以人为本介护方案:

(1) 现场应对。如果未吞咽,给老人其他食物交换对身体有害的东西。如果已吞咽,及时就医。

(2) 日常应对。不在老人身边放置吃下去有生命危险的东西;注意老人是否有腹泻、呕吐等症状;经常带老人逛超市,购买食材、生活用品等;邀请老人参与做饭,例如择菜、削皮等力所能及的事情。

> **案例：**
>
> 杨爷爷73岁,2年前确诊认知症,入住养老机构1年。最近一星期,趁人不注意会偷吃餐巾纸、绿植叶子。
>
> **介护误区:**大声呵斥、强行催吐
>
> "不是刚刚才吃过饭吗?""你吃这些东西到底想干什么?"把认知症老人带到卫生间,想强行让他张开嘴催吐。会导致老人激烈反抗,引发其他行为。
>
> **正确做法:**
>
> 介护人员认同他的想法,安抚爷爷情绪,并询问是否可以一起去。得到同意后陪同爷爷一起出门,去附近小店购买日用品。然后引导老人回到机构,帮助老人把日用品摆放在房间。让家人带一些家中老旧物品、家人照片放在房间,邀请老人一起装扮房间。

9. 人物误认

行为表现:不认识家人,无法辨认亲属关系,以为已经去世的人还活着,无法理解子孙随着时间的流逝在成长,分不清电视与现实的区别。

行为分析:认知症进展到一定阶段,会变得分不清楚人物区别,变得不认识家人。这是因为记忆障碍恶化,出现无法辨认人的定位障碍而引发的症状。老人的意识可能已经退回

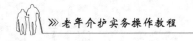

到很久以前了。

以人为本介护方案：如果揭晓正确答案老人依然不能明白，就不要否定他们的观点，按照他们理解的人物身份继续交流。

案例：

陈爷爷75岁，4年前被确诊认知症，入住养老机构3年。陈爷爷的儿子女儿来看望他时，陈爷爷表现很冷漠，并不能准确辨认家人。把介护士小周误认成以前的同事，经常和小周聊以前的工作。

介护误区：强行纠正错误记忆

"难道连儿子都不认识吗？""你老伴儿不是已经去世吗？""这么重要的事情都不记得吗？"

正确做法：

按照老人的人物设定适当角色扮演，小周以同事的身份陪同爷爷聊天，可以带老人参与记忆相册制作等回忆疗法。

任务二 认知症介护评估

中国作为世界人口大国与老年人口大国，60岁及以上人口已达2.6亿人，占18.7%。流行病学研究结果显示，60岁以上老年人群年龄每增长5岁，认知症患病率增加1倍。我国65岁以上人群痴呆患病率为5.14%，轻度认知障碍患病率为20.8%。因此人口问题始终是我国面临的全局性、长期性、战略性问题，而认知症已成为我国积极应对老龄化所面临的重要课题。相比庞大的患病人群，公众对认知症知晓率低，患者早期就诊率低，而医师对疾病识别率、诊断率有待提高，对危险因素干预重视不够，临床上缺少创新且有效的根治手段，可及性社会医疗服务不足等主客观因素，是我国认知症诊疗过程中的基本现状。认知症筛查是推进早发现、早干预、早诊断以及早治疗的重要临床诊疗途径之一。

认知症老人的早期筛查包括认知障碍评估、精神行为症状评估、日常生活能力评估、核心症状评估、风险评估等。

下面介绍常用的认知症评估筛查量表。

一、简易精神状况速检表（MMSE）

该量表简单易行,国内外广泛应用,是认知筛查的首选量表。量表包括以下 7 个方面:时间定向力、地点定向力、即刻记忆、注意力及计算力、延迟记忆、语言、视空间。共 30 项题目,每项回答正确得 1 分,回答错误或答不知道评 0 分,量表总分范围为 0～30 分。测验成绩与文化水平密切相关,正常界值划分标准为:文盲＞17 分,小学＞20 分,初中及以上＞24 分。

评定项目	评分		评定项目	评分	
1. 今年是哪一年	1	0	18. 72～7	1	0
2. 现在是什么季节	1	0	19. 回忆:皮球	1	0
3. 今天是几号	1	0	20. 回忆:国旗	1	0
4. 今天是星期几	1	0	21. 回忆:树木	1	0
5. 现在是几月份	1	0	22. 辨认:手表	1	0
6. 你现在在哪一省(市)	1	0	23. 辨认:铅笔	1	0
7. 你现在在哪一县(区)	1	0	24. 复述:四十四只石狮子	1	0
8. 你现在在哪一乡(镇、街道)	1	0	25. 按卡片闭眼	1	0
9. 你现在在哪一层楼上	1	0	26. 用右手拿纸	1	0
10. 这里是什么地方	1	0	27. 将纸对折	1	0
11. 复述:皮球	1	0	28. 将纸放在大腿上	1	0
12. 复述:国旗	1	0	29. 写一句完整的句子	1	0
13. 复述:树木	1	0	30. 按样作图	1	0
14. 100～7	1	0			
15. 93～7	1	0			
16. 86～7	1	0			
17. 79～7	1	0			
总分					

评分参考:分数在 27～30 分,正常;分数＜27 分,认知功能障碍;21～26 分,轻度认知障碍;10～20 分,中度认知障碍;0～9 分,重度认知障碍。

二、长谷川认知量表(HDS)

长谷川认知量表(HDS)

姓名_____ 性别_____ 年龄_____ 文化程度_____

指导语:这是一个他评量表,通过提问的方式对被试进行评定,对被试说明"下面我要问你一些非常简便的问题,测验一下你的注意力和记忆力,请你不要紧张,尽力完成。"

项目内容	分数	分数
1. 今天是几月几号(或星期几)(任意一个回答正确即可)	(1) 正确 3 分	(2) 错误 0 分
2. 这是什么地方	(1) 正确 2.5 分	(2) 错误 0 分
3. 您多大岁数(±3 年为正确)	(1) 正确 2 分	(2) 错误 0 分
4. 最近发生什么事情(请事先询问知情者)	(1) 正确 2.5 分	(2) 错误 0 分
5. 你出生在哪里	(1) 正确 2.5 分	(2) 错误 0 分
6. 中华人民共和国成立年份(±3 年为正确)	(1) 正确 3.5 分	(2) 错误 0 分
7. 一年有几个月(或一小时有多少分钟)(任意一个回答正确即可)	(1) 正确 3 分	(2) 错误 0 分
8. 中国现任总理是谁	(1) 正确 3 分	(2) 错误 0 分
9. 计算 100~7	(1) 正确 2 分	(2) 错误 0 分
10. 计算 93~7	(1) 正确 2 分	(2) 错误 0 分
11. 请倒背下列数字:682	(1) 正确 2 分	(2) 错误 0 分
12. 请倒背下列数字:3529	(1) 正确 2 分	(2) 错误 0 分
13. 先将纸烟、火柴、钥匙、表、钢笔五样东西摆在受试者前,令其说一遍,然后把东西拿走,请受试者回忆	(1) 完全正确 3.5 分 (2) 正确 4 项 2.5 分 (3) 正确 3 项 1.5 分 (4) 正确 2 项 0.5 分	(5) 正确 1 项或完全错误 0 分

注:文化程度为必输项。

1974 年,日本学者长谷川和夫创制了老年认知检查量表,至今已和简易精神状况速检表(MMSE)等共同成为当今世界上使用最为广泛的老年认知初筛工具之一,它的主要用途是用于群体的老年人调查。基于 HDS 是在日本民族社会文化背景基础上编制的,故在一定程度上更适合于亚洲老年人群使用。国内北京的张氏、上海的蔡氏等相继发展了他们的应用结果报告。

HDS 总计 11 项问题,其中包括定向力(2 题)、记忆功能(4 题)、常识(2 题)、计算(1 题)、物体铭记命名回忆(2 题),在长谷川认知量表的基础上,根据我国的实际情况,对以下几项问题做了修改:将询问侵华战争结束日期或关东大地震日期改为中华人民共和国成立日期;将日本国总理大臣改成问中国现任总理。

评分参考:总分为 32.5 分,HDS>30.2 为正常,30.5~22 之间为亚正常,21.5~10.5

为可疑认知症,10～0 为认知症。在实践应用中发现,只有严重认知症才会在 10 分以下;实践应用还发现,本表用于测试健康人的得分与受教育程度有关,即受教育程度越低得分越少。因此,用 HDS 评定是否认知症,不同文化程度的标准应该有所区别,不要完全用上述得分标准轻易地下诊断。

三、画钟测试(CDT)

画钟测试(Clock Drawing Test,CDT)既能较全面地反映认知功能,又简单易行、准确性高而且文化相关性小。徒手画钟表是一个复杂的行为活动,除了空间构造技巧外,尚需很多知识功能参与,涉及记忆、注意、抽象思维、设计、布局安排、运用、数字、计算、时间和空间定向概念、运作的顺序等多种认知功能。操作更简单、省时,也更易被老年人所接受。

CDT 虽有多种评定方法,包括 3 分评定法、4 分评定法、5 分评定法、7 分评定法、10 分评定法和 30 分评定法等等。但以 4 分评定法简单、敏感和易行,其认知确诊率可达 75%。

实施方法:要求被试者画一钟表盘面,并把表示时间的数字写在正确的位置,最后画上分时针,把时间指到 11 点 10 分。

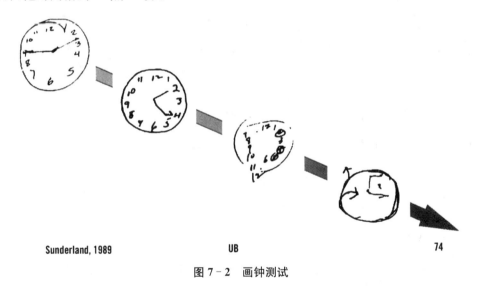

Sunderland, 1989　　　　　　　　UB　　　　　　　　74

图 7-2　画钟测试

评分参考:画一封闭的圆 1 分,数字位置正确 1 分,12 个数字无遗漏 1 分,分时针位置正确 1 分。4 分为认知功能正常,3～0 分为轻、中和重度的认知功能障碍,其严重程度和 MMSE 计分一致性好。

四、蒙特利尔认知评估量表(MoCA)

蒙特利尔认知评估(MoCA)由加拿大 Nasreddine 等根据临床经验并参考 MMSE 的认知项目和评分而制定,是一个用来对轻度认知功能异常进行快速筛查的评定工具。它评定了许多不同的认知领域,包括注意与集中、执行功能、记忆、语言、视结构技能、抽象思维、计算和定向力等 8 个认知领域的 11 个检查项目。其敏感性高,覆盖重要的认知领域,测试时间短,适合临床运用。

姓名：　　　　性别：　　　出生日期：　　　教育水平：　　　检查日期：

视空间与执行功能		得分

| 画钟表(11 点过 10 分)(3 分) |

轮廓[　] 指针[　] 数字[　]

[　] [　] ／5

命名

[　] [　] [　] ／3

记忆	读出下列词语,然后由患者重复上述过程重复 2 次,5 分钟后回忆。		面孔	天鹅绒	教堂	菊花	红色	不计分
		第一次						
		第二次						

注意	读出下列数字,请患者重复(每秒 1 分)。	顺背[　]	21854	／2
		倒背[　]	742	

读出下列数字,每当数字出现 1 时,患者敲 1 下桌面,错误数大于或等于 2 不给分。	[　]52139411806215194511141905112	／2

100 连续减 7	[　]93	[　]86	[　]79	[　]72	[　]65	／3
4~5 个正确给 3 分,2~3 个正确给 1 分,全部错误为 0 分。						

语言	重复:我只知道今天张亮是来帮过忙的人。[　]狗在房间的时候,猫总是躲在沙发下面。[　]	／2
	流畅性:在 1 分钟内尽可能多地说出动物的名字。[　]＿＿＿＿(N≥11)名称	／1

抽象	词语相似性:香蕉—橘子＝水果 [　]火车—自行车 [　]手表—尺子	／2

延迟回忆	回忆时不能提醒	面孔[　]	天鹅绒[　]	教堂[　]	菊花[　]	红色[　]	仅根据非提示记忆得分	／2
	分类提示:							／2
	多选提示:							／2

定向	日期[　] 分份[　] 年代[　] 星期几[　] 地点[　] 城市[　]	／6
总分		／30

MoCA 量表总分 30 分,大小等于 26 分正常,18～26 分为轻度认知功能障碍(MCI),10～17 为中度认知障碍,小于 10 分为重度认知障碍。如果受试者受教育年限≤12 年(高中水平),可将结果加 1 分,但是总分不能超过 30 分。如果受试者是文盲或文化水平过低,可以选择基础量表。常用的 MoCA 量表为 7.1 版本,如果需要对同一受试者进行多次评定(间隔时间≤3 个月),为避免学习效应可以使用 7.2 版本和 7.3 版本作为替代。

任务三　认知症介护操作

轻度认知症的发病率与年龄显著相关,60 岁以上老年人群的患病率约为 15%～20%,其中有 12%～15%的患者在 1 年内转化为重度认知症,其转化率是正常老年人的 10 倍。在缺乏有效药物阻止或延缓认知症进程的背景下,针对轻度认知症老人进行认知干预成为应对认知症的重要手段。研究表明轻度认知症的病程发展并不总是线性的,轻度认知症老人的认知能力仍保留。现有的干预方法有单认知域干预和多认知域干预,还有结合运动或饮食调节等的综合模式干预。在一线介护服务中,常使用回忆疗法、音乐疗法、运动疗法、作业治疗等为认知症老人提供积极干预。

一、回忆疗法

记忆障碍是认知症的典型症状之一。老人患上认知症之后,记忆功能障碍也会越来越严重。回忆疗法是广泛使用在认知症照护机构当中的理疗方法之一。回忆疗法是 20 世纪 60 年代由美国精神科医生提出的心理疗法,让病人一边回想一边讲述往事,这种疗法对认知功能的改善效果被医学界肯定之后,开始被广泛利用于认知症的康复训练。

回忆疗法中主要有两个类型,个人回忆疗法和集体回忆疗法。进行个人回忆疗法时,可以事先确定好主题,围绕主题一对一交流,也可以从闲聊自然切入回忆。进行集体回忆疗法时,通常由 6～8 名老人组成小组,同时最少有两名工作人员(组长、副组长)参与进行。工作人员事先会调查好参加者的个人信息、生活经历,避免老人接触敏感话题,挑选例如"小时候喜欢玩的游戏""第一份工作"这类可以轻松提及的话题,进行一小时左右的回忆。

实操案例 1

活动名称	快乐童年		
活动类型	智力类	参与人数	4～8 人
建议活动时间	50 分钟	难易度	★★
活动目的	借儿时用具与老人重温昔日童年的岁月,提升其个人自尊和满足感		
活动对象	推荐参与	中度认知症	
	不推荐参与	失能半失能、身体行动不便、严重认知症	
准备物资	导向板、茶点用具、席卡、弹弓、沙包、橡皮筋、竹签、风筝等		

（续表）

现场布置	1. 准备好乐器、音乐播放设备 2. 如右图摆放椅子
活动预算	30元/人
活动内容	导引部分 核心部分 • 热身时间 1. 将用具放在盒内，不让老人看见 2. 边播放歌曲一边将盒子传开，当音乐停止时手上拿着盒子的老人，需要抽出盒中的一件物品 • 讨论内容 1. 让这位老人说出这件物品的用途、是否用过、什么时候用过等 2. 询问其他老人的情况是否一样，有何不同或相同 3. 重复以上步骤并逐一邀请其他老人尝试抽取物品并分析 4. 邀请老人们分享以往童年生活的一件难忘往事 总结部分
注意事项	• 留意老人的不同背景，因为每个人经历不同，儿时生活可能有负面的回忆，工作人员应尽量引导老人积极情绪，例如不怕辛苦

实操案例2

活动名称	认得有多少		
活动类型	智力类	参与人数	4～6人
建议活动时间	50分钟	难易度	★★
活动目的	强化老人对颜色、图形规律的认知，帮助认知症老人保持原有记忆力或延缓记忆力进一步下降		
活动对象	推荐参与	患有中度认知症的老人，懂文字者较佳	
	不推荐参与	严重认知症	
准备物品	导向板、席卡、文字卡和图片一套		
现场布置	1. 准备好乐器、音乐播放设备 2. 如右图摆放椅子		
活动预算	10元/人		
活动内容	导引部分 核心部分(30分钟) 1. 让老人从文字卡中抽出若干数量(通常每人每次抽两张)的文字卡 2. 鼓励他们轮流读出卡上的文字，然后将文字卡平放在桌面上		

（续表）

	3. 让老人辨识身边是否有卡片上的物品,并需要将卡片贴在该实物上 4. 引发老人讨论该物品的用途及有关的事情 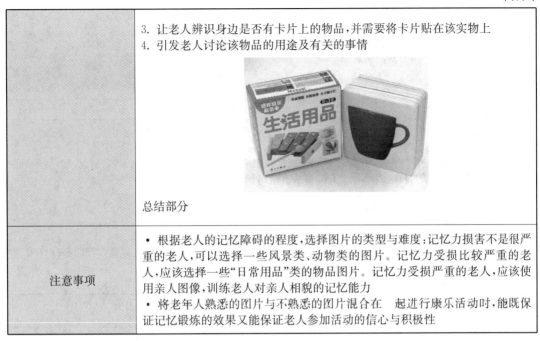 总结部分
注意事项	• 根据老人的记忆障碍的程度,选择图片的类型与难度:记忆力损害不是很严重的老人,可以选择一些风景类、动物类的图片。记忆力受损比较严重的老人,应该选择一些"日常用品"类的物品图片。记忆力受损严重的老人,应该使用亲人图像,训练老人对亲人相貌的记忆能力 • 将老年人熟悉的图片与不熟悉的图片混合在一起进行康乐活动时,能既保证记忆锻炼的效果又能保证老人参加活动的信心与积极性

二、音乐疗法

音乐具有调节心态、改善情绪、保持生理平衡、保健养生等功能,深受人们喜爱。音乐对人类情感、情绪、心态的调适性功能,对疾病的预防与康复,以及治疗认知症的作用成为国内外研究的新热点。很多认知症老人会出现睡眠障碍、攻击性、易激动的行为障碍,音乐能影响大脑中化学物质的释放,调节情绪,减少攻击性、抑郁,提高睡眠质量。

实操案例 1

使用手摇铃、小鼓、拍手板、加油棒、自制的打击乐器等道具,配合《凤阳花鼓》的音乐,打击节奏的同时识别身体的各个部位,在合奏中锻炼参加者的手脑协调性和音乐节奏感,获得合奏的成就感。

活动名称	凤阳花鼓		
活动类型	音乐类	参与人数	4~5 人
建议活动时间	10~20 分钟	难易度	★★★★
活动目的	提升手部灵活性、节奏感及手脑协调能力,帮助认知症老人建立身体地图,改善不安、焦虑等情绪。		
活动对象	推荐参与	一般健康老人、轻度认知症老人	
	不推荐参与	完全卧床老人、听力严重障碍老人	
准备物品	座椅、手摇铃、小鼓、拍手板、加油棒(也可以使用空易拉罐等自制的小鼓等)、音乐播放设备		

（续表）

现场布置	1. 准备好乐器、音乐播放设备 2. 如右图摆放椅子	
活动预算	极少	
活动内容	导引部分 核心部分 1. 手摇铃练习：随着乐曲带领老人用手摇铃拍击节奏，并说出头、肩膀、大腿、肚子、屁股等身体部位，让老人随着节奏敲打相应的身体部位 2. 打击乐器单独练习 3. 打击乐器合奏 总结部分	
注意事项	• 在分发乐器时把所有乐器放盒子或篮子里，让老人自己选择喜欢并能够操作的乐器。偏瘫老人可以使用铃鼓、响板等单手操作的乐器 • 演奏得好不好并不重要，目的是让大家跟着乐曲的节奏享受音乐	

实操案例 2

活动名称	开心合唱团		
活动类型	音乐类	参与人数	8～10 人
建议活动时间	1 小时	难易度	★★★
活动目的	舒缓认知症的焦虑不安情绪，改善滋扰行为问题，提供机会让老人重温熟悉的歌曲进行缅怀		
活动对象	推荐参与	中度认知症	
	不推荐参与	失能半失能、身体行动不便、严重认知症	
准备物品	导向板、老人的席卡气球、乐器、歌词、怀旧图片、歌本		
现场布置	1. 准备好乐器、音乐播放设备 2. 如右图摆放椅子		
活动预算	30 元/人		
活动内容	导引部分 核心部分 • 热身时间 1. 热身歌曲和播放柔和的音乐，舒缓老人情绪 2. 传气球让老人投入小组 • 释放情绪：打击不同乐器，增加刺激和抒发情感 • 回忆时间：播放熟悉的歌曲 • 歌唱：齐声高唱歌曲 • 分享和回忆：分享歌曲的意思 总结部分		
注意事项	• 小心处理歌曲所触发的伤感情绪 • 留意音量是否合适，避免太大声或难以听得清楚		

三、运动疗法

大量研究已经证实充足的体力活动和运动锻炼对老年人大脑功能有着积极的影响，能够延缓认知症的发生发展进程，还能预防跌倒、提高老年人日常生活活动能力。经常做有氧运动可以增进循环系统健康，促进足够的氧气供应大脑，从神经细胞、突触和分子水平等多方面保持脑细胞代谢旺盛，减缓大脑衰老。能有效预防阿尔茨海默病和血管型认知症。

实操案例

活动名称	与丝巾共舞		
活动类型	运动类	参与人数	5~10 人
建议活动时间	50 分钟	难易度	★★★
活动目的	通过鼓励自主性及完成简单的动作，维持并强化老年人身体活动能力		
活动对象	推荐参与	患有轻度至中度老年痴呆症的老人	
	不推荐参与	失能、严重认知症	
准备物品	导向板、茶水及用具、席卡，不同颜色的丝巾（可用弹力带代替）、富有节奏感的音乐		
现场布置	1. 准备好乐器、音乐播放设备 2. 如右图摆放椅子		
活动预算	30 元/人		
活动内容	导引部分 核心部分 1. 老人坐成两排，相对而坐，每位老人手上分派丝巾，挂在一边手肘上，播放富有节奏感的音乐，带动有节拍规律的动作；动作可作多样变化 2. 用一只手将一条丝巾抛上空中，然后接回丝巾，完成一个动作后老人将一条丝巾抛向对面的参加者，然后对面的老人接到丝巾后抛回对方，形成一种有趣美妙的舞蹈 3. 老人坐成两排，相对而坐分为两队，老人挑选一条自己颜色的丝巾，由左至右轮流打结丝巾，最快完成的一队获胜 总结部分		
注意事项	• 丝巾若在进行中掉落地面，老人不需要立刻拾起，以免跌伤或造成混乱 • 游戏时需留意一些情绪容易起伏的老人，并要控制过分高涨的气氛		

四、作业治疗

心理学提出智力常常表现在操作上，手部活动对于认知功能的保持和改善已经得到科学验证。在折叠剪裁的过程中，手部肌肉群的运动能促进大脑相应部位的发展，既能训练手眼协调功能，也能培养认真观察的习惯和做事顺序性及条理性。手工活动的千变万化，可以锻炼老人的注意力、创造力、记忆力、想象力和形象思维能力，不断刺激老人的认知功能。

实操案例 1

活动名称	榆树盆景制作		
活动类型	园艺	参与人数	6~8 人
建议活动时间	65 分钟	难易度	★★★★★
活动目的	锻炼手部灵活、训练肌肉,达到介护预防的目的		
参与者情况	推荐参与	健康、眼部及手部功能良好、早期或轻度认知症	
	不推荐参与	视力功能丧失,情绪不稳定,帕金森症状,严重认知症	
准备物品	导向板、花盆、铁锹、花剪、花铲、耙子、喷壶、水桶、手套、培养土、榆树苗、装饰用苔藓、滤网等		
现场布置	以花圃为中心,场地平整		
成本预测	50 元/人		
活动内容	活动前期 提前把器材准备好,把花圃的高度调节到老人适合操作的位置,种植前一小时对植物浇水。 导引部分 核心部分 1. 老人挑选自己喜欢的花盆,在花盆底部固定滤网。建议使用盆栽用土不要选取太大的花盆,不方便移动。 2. 在花盆内填土,把榆树苗种进盆中。用小花铲填土,每次要用铲子轻拍土壤,排除存留的空气。 3. 给榆树盆景适当浇水,保持湿润。 4. 用苔藓山石美化花盆。先把苔藓清理干净,喷水后填充在裸露的土壤上。参照喜欢的造型摆放山石。 5. 对榆树枝干进行修剪,去掉多余部分,使树形美观。 6. 结束后大家交流鉴赏。清理场地,洗手。 总结部分		
注意事项	• 室外活动时要考虑天气温度,避免气温过高或过低;可以准备工作服防止老人的衣服弄脏毁坏。 • 除了修剪还可以利用金属丝扎缚枝干弯曲成一定形状,逐年细致修剪成型。 • 施肥不宜过多,浇水量要根据气候,以保持土壤湿润为宜。		

实操案例 2

活动名称	制作手工名片		
活动类型	纸类	参与人数	5～10 人
建议活动时间	55 分钟	难易度	★★
活动目的	强化手指活动,有利于介护预防和手部功能恢复,延缓脑部衰老		
参与者情况	推荐参与	健康、眼部及手部功能良好、早期或轻度认知症	
	不推荐参与	视力功能丧失,情绪不稳定,帕金森症状,严重认知症	
准备物品	导向板、大桌、座椅、名片用纸、剪刀、胶棒、彩笔、彩纸、印章、样本等		
现场布置	室内,移除障碍物,充分保证活动空间 		
成本预测	10 元/人		
活动内容	导引部分 活动核心部分 1. 首先工作人员提前准备手工名片的样本 2. 向参加人员说明今天的主题,发放材料 3. 每人考虑个性化的名片方案,并动手制作 4. 工作人员担任主持,每位参加人员向全体展示制作的名片,并进行自我介绍。 总结部分		
注意事项	• 活动使用的材料应提前准备 • 建议先做简单设计再动手操作 • 鼓励老年人独自完成		

认知症介护项目实践

(一) 认知症介护案例

马爷爷,72 岁,现入住养老机构 801 房间,身高 166 厘米,体重 80 公斤。马爷爷小时候家里经济条件差,18 岁便在招待所做馒头、馄饨,后于电缆厂做钳工,主要经济来源是退休金。马爷爷开朗热情、幽默,喜欢与人交流沟通,平常空闲时间会听广播。饮食喜欢稀饭、鱼、豆腐、蔬菜。他有一个儿子,是本地企业财会人员,工资稳定。

既往病史:阿尔茨海默病、陈旧性脑梗、脑萎缩、高血脂、高血压、脂肪肝、前列腺钙化。六年曾服用安理申 1 年多,现已停药。

目前状况:马爷爷大部分时间不认识老伴、儿子,有走失史;会随地吐痰,没有时间变化观念。看到东西会随手拿起来放进衣服口袋,情绪变化快。老人可独立完成床椅转移、平地行走、上下楼梯。对以往的知识和技能基本忘记,洗澡时不知道脱衣服,起床会不穿外套,会直接走到外面,示范引导可完成穿衣服、刷牙等;衣裤拉链、系鞋带需要协助;可独立进食,但不知饥饱,常随地小便;听力良好,看不清报纸上的字体;能沟通但很少表达需要。

(二) 实训步骤

第一步:教师下达实训项目,并讲解说明。

第二步:每组 3~4 人进行分组,到所在城市深度合作养老机构认知症区或社区认知症照护试点单位观摩认知症介护流程。在企业导师指导下完成实操,拍摄实操完整过程。

第三步:拍摄的视频上传课程网站。

第四步:针对最终操作视频完成学生自评、教师评价、企业导师评价。

(三) 思考并实践

请根据案例,完成马爷爷认知情况评估,并协助马爷爷进行记忆力训练。要求学生能根据老人情况选择合适评估方式,能指导家属和照护人员日常训练。

任务评价表

组名：		组员姓名：			日期：				

评价内容		学生自评			教师评价			企业导师评价		
学习目标	评价内容	优	良	中	优	良	中	优	良	中
知识目标	了解认知症的核心症状和精神行为症状									
	了解以人为本的认知症介护理念									
	了解认知评估量表的评分标准									
	了解常见的认知症疗法									
能力目标	能够讲述常见精神行为症状的介护方法									
	能够正确使用 MMSE 量表对老人认知能力进行评估									
	能够正确使用 MoCA 量表对老人认知能力进行评估									
	能够选择合适的认知症疗法,并指导老年人完成记忆力、注意力训练									
素质目标	具有爱心、耐心、细心的工作态度									
	具有团队协作的工作意识									
	具有尊老、爱老、助老、护老的服务意识									
技能实训	认知能力评估									
	记忆力训练									
小组合作	小组全员参与									
	小组成员相互配合									
	小组工作氛围融洽									
整体评价	□ 优秀 □ 良好 □ 合格									
教师建议										

参 考 文 献

1. 张仲景. 老年护理学[M]. 北京:人民卫生出版社,2017.

2. 王芳. 老年护理学基础[M]. 北京:化学工业出版社,2017.

3. 内奥米·费尔. 认可[M]. 解恒革译. 北京:新华出版社,2017.

4. 竹内孝仁. 竹内失智症照护指南[M]. 雷若莉,赖彦娱译. 台北:台北原水文化出版社,2018.

5. 世界卫生组织. 建立老年人长期照顾政策的国际共识[M]. 北京:中国社会出版社,2000.

6. 香港圣公会福利协会. 从心出发:认知症全人照顾手册[M]. 北京:中国社会出版社,2013.

7. TAIC 台湾整合照护学会. 失智症照护实务Ⅰ:总论[M]. 日商健思国际股份有限公司台湾分公司.

8. TAIC 台湾整合照护学会. 失智症照护基础篇[M]. 日商健思国际股份有限公司台湾分公司.

9. TAIC 台湾整合照护学会. 失智症照护实务Ⅱ:各论[M]. 日商健思国际股份有限公司台湾分公司.